latent tuberculosis infection

潜在性結核感染症 LTBI
診療ハンドブック

編集　阿彦 忠之，加藤 誠也，猪狩 英俊

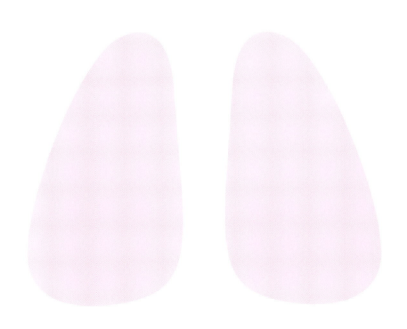

南江堂

●編集者

阿彦　忠之	あひこ　ただゆき	山形県健康福祉部　医療統括監
加藤　誠也	かとう　せいや	結核予防会結核研究所　所長
猪狩　英俊	いがり　ひでとし	千葉大学医学部附属病院　感染制御部・感染症内科　診療教授

●執筆者 (執筆順)

加藤　誠也	かとう　せいや	結核予防会結核研究所　所長
猪狩　英俊	いがり　ひでとし	千葉大学医学部附属病院　感染制御部・感染症内科　診療教授
阿彦　忠之	あひこ　ただゆき	山形県健康福祉部　医療統括監
徳永　修	とくなが　おさむ	国立病院機構南京都病院　診療部長
森本　耕三	もりもと　こうぞう	結核予防会複十字病院　呼吸器センター　医長・臨床医学研究科　科長
吉山　崇	よしやま　たかし	結核予防会結核研究所　企画主幹
永田　容子	ながた　ようこ	結核予防会結核研究所　対策支援部　副部長・保健看護学科　科長
鈴木　公典	すずき　きみのり	ちば県民保健予防財団　副理事長・総合健診センター長
松本　智成	まつもと　ともしげ	大阪府結核予防会大阪病院　副院長・診療部長・内科部長・健診部長
高森　幹雄	たかもり　みきお	東京都立多摩総合医療センター　呼吸器・腫瘍内科　部長
永井　英明	ながい　ひであき	国立病院機構東京病院　臨床研究部長
石川　哲	いしかわ　さとる	地域医療機能推進機構船橋中央病院　内科　医長
長谷川直樹	はせがわ　なおき	慶應義塾大学病院　感染制御部　部長・教授

巻頭言　発刊にあたって

　潜在性結核感染症という用語は"初耳だ"，"覚えにくい"という方もいると思います．しかし，日常の業務のなかで，潜在性結核感染症の診断と治療（とよばれる行動）を実行している方は多数いるはずです．

　たとえば，「患者さんが結核を発症した．痰の検査をしたらガフキー5号だって」という場面です．そうすると，「接触者をリストアップしよう」，「症状はいつから？」，「接触時間は？」，「行った医療行為は？」，「保健所にも届出しよう」といった初動がバタバタと開始されることでしょう．

　その目的は「結核に感染した人がいるかもしれないので検査をしよう」，「結核を発病しないための治療法は？」ということに行き着くと思います．また，「法律では，届出をすることになっているよね」という法令順守という側面もあります．

　このまま話が進んでいくと，結核に対する漠然とした不安ばかりが募り，体系的とはいえない対応だけで堂々めぐりしていきます．この事態をピタッといいあてる言葉が「潜在性結核感染症」です．

　潜在性結核感染症の診断といえば，インターフェロンγ遊離試験（IGRA）であり，潜在性結核感染症の治療といえば，イソニアジドです．保健所は届出を受け付ける役所であるだけでなく，患者さんの治療支援に深く関わってくれる強い味方です．

　潜在性結核感染症という用語が登場したのは2000年であり，20年の歴史もありません．しかし，潜在性結核感染症という言葉が登場したおかげで，「疾患の定義」，「診断方法」，「治療方法」，「実際に活動性結核を発症するリスク」といった学問としても，実地でするべき行動も体系化してきたと思っています．本書では，わが国の専門家に分担執筆を依頼し，現時点での最新の情報を執筆していただきました．

　わが国の結核罹患率（人口10万人対）は，2016年に13.9まで低下し，結核低まん延国（結核罹患率<10）が視野に入ってきました．結核高まん延時代は，胸部X線など，網羅的な結核対策が有効でしたが，今後罹患率の低下を背景とした結核診療が求められています．

　潜在性結核感染症の診断と治療は，結核を発病するリスクの高いところに重点的に資源を投資する方法です．上記の接触感染以外にも，免疫抑制状態，透析，移植，生物学的製剤を使った治療等，潜在性結核感染症の診断と治療を求められる場面は多くあり，結核低まん延国を目指すわが国の結核対策として，重要性が高まっています．その実践書として本書が活用されることを期待しています．

平成30年9月

山形県健康福祉部　阿彦 忠之
結核予防会結核研究所　加藤 誠也
千葉大学医学部附属病院 感染制御部・感染症内科　猪狩 英俊

目 次

第Ⅰ章 潜在性結核感染症（LTBI）とは ─────── 1

1 なぜ，潜在性結核感染症か？ ·· 加藤誠也　2
2 潜在性結核感染症の積極的診断検討対象者 ················· 猪狩英俊　8
3 接触者健診
　A 保健所の対応 ··· 阿彦忠之　13
　B 集団感染の事例から ··· 加藤誠也　19

第Ⅱ章 潜在性結核感染症の診断 ─────────── 21

1 潜在性結核感染症の診断（総論）
　A 成人の診断 ··· 猪狩英俊　22
　B 小児の診断 ··· 徳永　修　31
2 潜在性結核感染症の診断を躊躇する事例 ··················· 森本耕三　36

第Ⅲ章 潜在性結核感染症の治療 ─────────── 41

1 潜在性結核感染症の治療（総論） ······························· 吉山　崇　42
2 潜在性結核感染症の服薬支援 ···································· 永田容子　49
3 潜在性結核感染症の治療の実際
　A 結核発病リスクが高い人に対する治療
　　ⓐ 胸部X線での線維結節陰影 ······························· 鈴木公典　55
　　ⓑ 生物学的製剤 ··· 松本智成　59
　　ⓒ 副腎皮質ステロイド・免疫抑制薬 ······················ 松本智成　63
　　ⓓ 慢性腎不全と透析 ··· 高森幹雄　65

ⓔ HIV 感染症	永井英明	70
ⓕ 移　植	石川　哲	74
ⓖ 必ずしも積極的な治療を必要としない例	猪狩英俊	78
B 妊婦・小児に対する治療	徳永　修	82

第Ⅳ章　医療従事者と潜在性結核感染症　　87

1 医療従事者の結核感染・発病リスク	猪狩英俊	88
2 医療機関の新採用職員の健康診断	猪狩英俊	92
3 結核病床を有する医療機関での健康診断	猪狩英俊	94
4 院内感染が疑われる場合の接触者健診	阿彦忠之	96

第Ⅴ章　潜在性結核感染症に関する法律・制度　　99

| 1 届出と保健所での対応 | 阿彦忠之 | 100 |

第Ⅵ章　今後の期待と課題　　107

| 1 診断の課題と世界的にみた状況 | 長谷川直樹 | 108 |

索　引　　117

謹告　著者ならびに出版社は，本書に記載されている内容について最新かつ正確であるよう最善の努力をしております．しかし，薬の情報および治療法などは医学の進歩や新しい知見により変わる場合があります．薬の使用や治療に際しては，読者ご自身で十分に注意を払われることを要望いたします．　　株式会社　南江堂

第 I 章

潜在性結核感染症（LTBI）とは

Ⅰ. 潜在性結核感染症（LTBI）とは

1 なぜ，潜在性結核感染症か？

1 潜在性結核感染症の定義

　潜在性結核感染症（latent tuberculosis infection：LTBI）とは，米国胸部疾患学会（American Thoracic Society：ATS）と米国疾病予防局（Centers for Disease Control and Prevention：CDC）が 2000 年に発表した共同声明「選択的ツベルクリン反応検査と潜在性結核感染症の治療」から使われるようになった比較的新しい疾患概念である[1]．わが国では，新たに結核に感染した小児や若年者をはじめとする 30 歳未満の者に対し，活動性結核への進展を防ぐ目的で「初感染結核」という診断名の下，「化学予防」とよばれる抗結核薬の投与が行われたが，LTBI は新規感染でなくても，免疫抑制状態で発病リスクが高い人に対して，活動性結核への進展を防ぐための治療を行う場合も含めた疾患概念である．また，世界保健機関（World Health Organization：WHO）は 2015 年に発刊したガイドラインにおいて，LTBI を「臨床的に活動性結核の証拠はなく，結核菌特異的抗原による刺激に対して持続的な免疫反応を示す状態」と定義した[2]．「結核菌特異的抗原による刺激に対して持続的な免疫反応を示す状態」とは，インターフェロンγ遊離試験（interferon-gamma release assays：IGRA）またはツベルクリン反応検査（ツ反）が陽性になる状態を示す．

2 LTBI の病態―結核の感染と発病

　LTBI の対策上の重要性を理解するために，結核の感染から発病にいたる病態とそれぞれの制御方法を示す．

1 感染様式

　結核の感染様式は空気感染（または飛沫核感染）であり，感染源はほとんどの場合，肺結核，気管・気管支結核，咽頭・喉頭結核のために排菌状態にある患者である．結核菌は患者の咳やくしゃみに伴って飛沫として放出され，空中でその水分が蒸発すると，飛沫核（結核菌が裸の状態）になる（図1）．結核菌は微小であるため，なかなか落下せず空中を浮遊する．この浮遊した結核菌を吸い込み，菌は肺まで到達して体内に取り込まれる（図2）[3]．その間に気管・気管支の線毛の働きによって菌が物理的に排除されることもある．患者の解剖や菌検査時などにエアロゾルとして菌が飛散して感染することもあるが，一般の人がこのような状況に関わることはまずない．

　結核患者の咳が激しく，大量排菌状態の場合には，感染性が高く，感染源となり得る．感染源との接触時間が長い，接触時の距離が近い，接触した部屋が狭い，部屋の換気が悪い場合，また，気管支鏡をはじめとする医療行為等，大量の結核菌を吸い込む状況にあった人は感染リスクが高い．未感染者の方が感染を受けやすいが，高齢者施設における集団感染事例

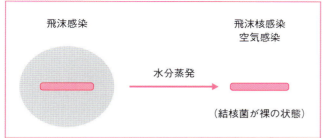

図1 感染様式

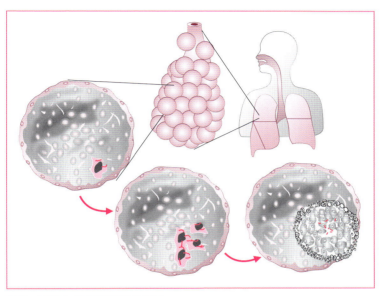

図2 感染から肉芽の形成まで
結核菌は空気感染で肺胞に到達し，肺胞マクロファージ内で増殖し，肉芽を形成する．
[生物学的製剤と呼吸器疾患 診療の手引き〈http://fa.jrs.or.jp/guidelines/guidance_respiratory-disease.pdf〉より許諾を得て転載]

や再治療患者の初回と再治療時における結核菌遺伝子型の検査結果から，既感染者が再感染によって発病することもまれでないことが明らかになっている．

2 結核の感染の成立[4]—LTBI

　結核の感染の成立とは，肺の末梢あるいは所属リンパ節に初感染病巣とよばれる微小な病巣が形成されて，免疫反応が生じたときをいう（図3）．臨床的には，症状も胸部X線検査の異常も認めないが，ツ反またはIGRAの陽性所見よりLTBIと診断される．感染を受けた人のなかで活動性結核を発病する人は1〜2割程度で，多くの場合，免疫の働きによって進展が抑えられ発病しないが，結核菌は休眠状態になって体内で生き続けると考えられている．結核菌に曝露した人が疾患や薬剤投与などの理由で免疫低下状態にある場合には感染する危険が高い．菌の曝露から感染の成立まで通常は1〜2ヵ月程度であるが，これより短い場合も長い場合もあると考えられる．

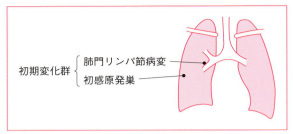

図3　初期変化群
［青木正和：結核症の全身への進展. 医師・看護職のための結核病学　第1巻　基礎知識, 平成24年改訂版, 森　亨（追補）, 結核予防会, 東京, 39頁, 2012より引用］

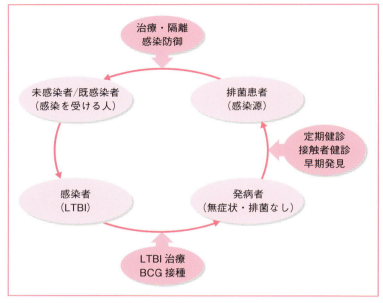

図4　結核の感染の連鎖と制御方法

3　活動性結核の発病

　結核の発病に関係する要因として, 感染源の排菌量, 感染源との接触状況, 基礎疾患, 免疫機能等が考えられる. また, やせ形の体型の人の方が発病しやすい.
　わが国の高齢人口においては戦後続いた高まん延の時期に感染を受けた人が多かったことから既感染率は高く, 高齢者の発病の多くは過去の感染の再燃と推察される. しかし, 近年は高齢者層でも徐々に既感染者の割合は低下しており, 高齢者施設の集団感染事例から, 初感染に引き続き発病する場合や免疫抑制状態を背景に新たな菌に再感染して発病する事例も判明しており, 注意が必要である.

4　結核の感染の連鎖と制御方法

　一般に感染症の制御には感染の連鎖を断ち切る方策が必要である. 結核の感染の連鎖とその制御方法を図4に示した. わが国では定期健康診断が広く実施されており, これは結核発病者が感染性結核に進展する前に発見（あるいは感染性期間をなるべく短く）するもので

あるが，近年は発見率が著しく低くなっている．そのため，接触者健診の強化が求められており，これは，活動性結核を早期発見すると共にLTBIを発見して治療することによって患者の発生防止につながる．有症状者の早期発見はきわめて重要であるが，結核患者数が少なくなり，一般の人のみならず医療従事者でも忘れられがちになっていることから，地道な啓発・普及が必要である．

患者の隔離は感染症法に基づき，都道府県知事等による入院勧告を受けて実施されるが，その権限は保健所に委任されており，実質的には保健所長が入院勧告を決定し，発している．また，医療費の公費負担制度と日本版21世紀型DOTS戦略（日本版DOTS）によって適正医療と確実な服薬の確保が図られている．BCG接種は感染を防ぐことはできないが，発病（特に，粟粒結核や結核性髄膜炎等の重症結核）の予防効果があり，高い接種率が維持されている．以上のような対策が実施されている状況で，低まん延からさらに結核の根絶を目指すためには，新たな感染者をはじめとする発病のリスクが高い集団に対するLTBI治療の重要性が高くなっていることが理解される．

3 わが国におけるLTBI治療の歴史（表1）

わが国におけるLTBI治療は1950年代から試みられており，対象は当初幼児の初感染結核のみであった．それが徐々に拡大し，発病リスクが高い人も対象となった[5]．「結核に関する特定感染症予防指針」（2016年11月に一部改正，以下「予防指針」）において，低まん延状況を踏まえた対策におけるLTBIの強化が明示されている．

4 LTBIの疫学

結核患者発生動向調査によると，近年，おおむね7,000人前後のLTBI治療を必要とする者が登録されている．年齢分布は小児で0〜4歳が多いが，これはコッホ現象を契機としてLTBI治療の対象となる場合が多いためである．また，高齢者層は接触者健診におけるIGRAの年齢制限が撤廃されてから，増加傾向にある（図5）[6]．職業別には，医療職・介護職が減少傾向にある（図6）[6]が，これは就職時等のスクリーニングでのIGRA陽性者に対するLTBI治療は，必ずしも必要としないことが周知されたためと推定される．一方，無職・

表1　わが国におけるLTBI治療に関連する対策の年表

年	事項
1951	パラアミノサリチル酸（PAS）を用いた「化学予防」の試行開始
1955	イソニアジド（INH）投与の成績の発表
1957	3歳未満の小児に対して初感染結核として「化学予防」を公費負担で実施
1975	公費負担による治療対象を中学生まで引き上げ
1989	公費負担による治療対象を29歳まで引き上げ
2004	LTBIを日本版DOTSの対象にする
2005	日本結核病学会予防委員会と日本リウマチ学会が「さらに積極的な化学予防の実施について」を発表
2007	「初感染結核」に代わって「潜在性結核感染症」が届出基準に記載
2011	「結核に関する特定感染症予防指針」において，LTBIの積極的推進の方針を提示
2013	「潜在性結核感染症治療指針」（結核病学会予防委員会・治療委員会）刊行

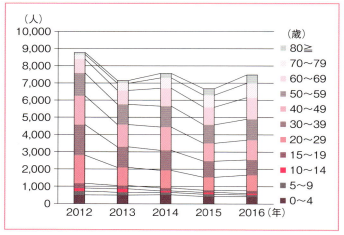

図5　年齢階層別LTBI新登録者数
[厚生労働省：平成28年結核登録者情報調査年報集計結果について〈http://www.mhlw.go.jp/file/06-Seisakujouhou-10900000-Kenkoukyoku/0000175603.pdf〉を基に筆者作成]

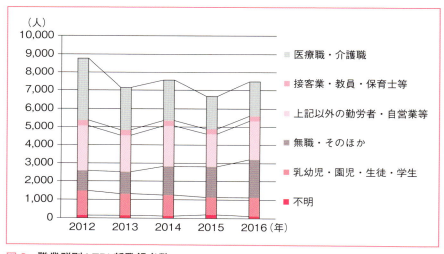

図6　職業群別LTBI新登録者数
[厚生労働省：平成28年結核登録者情報調査年報集計結果について〈http://www.mhlw.go.jp/file/06-Seisakujouhou-10900000-Kenkoukyoku/0000175603.pdf〉を基に筆者作成]

そのほかの増加は高齢者の増加を反映していると思われる．届出のおおむね3分の2は接触者健診で発見されたもので，残りの大半を占める「そのほかの理由」の数は免疫抑制薬を使用される患者数に見合わないことから，届出が不十分なものと推定される．

⑤ 感染症法上の取り扱い

　感染症法における患者分類では，一般に症状はないが病原体が検出された者を「無症状病原体保有者」としているが，結核に関してはLTBIをこれにあてている（詳細は**V章-1**，p.100参照）．IGRAまたはツ反を実施し，胸部画像診断等の結果，活動性結核の臨床的特徴を呈していないがLTBI治療を必要とする者を診断した医師は，感染症法第12条第1項の規定によって，保健所にただちに届出る義務がある．ツ反とIGRAのいずれも未実施の場合は原則的に届出の対象にならない．ただし，5歳未満の小児でツ反で基準よりも反応が小さい場合やIGRA陰性の場合であっても，感染性患者の飛沫のかかる範囲での接触等の疫学的状況から感染している可能性が高くLTBI治療が必要と診断された者は届出の対象である．

　LTBIは感染症法第37条の2に基づく公費負担の対象になっている．患者からの申請に基づき，保健所の感染症診査協議会の承認を経て，患者は医療費の5%のみを負担することで治療が受けられる．この負担には薬剤費，診断後の胸部X線検査やCT検査および副作用出現のチェックのための検査費用が含まれる．

　わが国の結核対策の基本的な考え方を示している「予防指針」において，低まん延国化に向けて，①LTBIの確実な治療の推進，②接触者健診の積極的かつ的確な実施およびIGRAと分子疫学的手法の積極的な活用，③結核の合併率が高い疾患を有する患者（後天性免疫不全症候群，じん肺および糖尿病，人工透析，免疫抑制薬使用下の患者等）の積極的なLTBI治療の推進等が明記されている．

■ 文　献

1) Centers for Disease Control and Prevention：Targeted tuberculin testing and treatment of latent tuberculosis infection. MMWR **49** (No. RR-6)：1-54, 2000

2) World Health Organization：Guidelines on the management of latent tuberculosis infection, World Health Organization, Geneva, 2015

3) 生物学的製剤と呼吸器疾患 診療の手引き〈http://fa.jrs.or.jp/guidelines/guidance_respiratory-disease.pdf〉（2018年7月5日閲覧）

4) 青木正和：結核症の全身への進展．医師・看護職のための結核病学　第1巻　基礎知識，平成24年改訂版，森　亨（追補），結核予防会，東京，39頁，2012

5) 青木正和ほか：LTBI治療の歴史．医師・看護職のための結核病学　第5巻　予防，平成26年改訂版，森　亨（追補），結核予防会，東京，45-48頁，2014

6) 厚生労働省：平成28年結核登録者情報調査年報集計結果について〈http://www.mhlw.go.jp/file/06-Seisakujouhou-10900000-Kenkoukyoku/0000175603.pdf〉（2018年7月5日閲覧）

I. 潜在性結核感染症（LTBI）とは

2 潜在性結核感染症の積極的診断検討対象者

　わが国でも潜在性結核感染症（LTBI）の診断と治療は，結核の根絶を目指すための重要な戦略ととらえている[1]．LTBI 治療を要する者として，誰を選ぶか，ということはきわめて重要な部分である．そのためには，LTBI の積極的診断対象者としてどこに焦点をあてるか，ということについて述べる．

　LTBI の積極的診断検討対象者の選択にあたっては，日本結核病学会予防委員会・治療委員会が策定した「潜在性結核感染症治療指針」[1]に沿って記述する．

1　わが国の対応

　わが国の結核罹患率は 10 万人対 13.9（2016 年現在）まで低下し，低まん延国と定義される 10 万人対 10 に近づいてきている．このような結核低まん延状況において LTBI の治療を効果的・効率的に行う必要がある．対象を選択するにあたっては，①発病リスクが相当高く，②治療を行う有益性が副作用を上回る人を選択する必要がある[2]．このため，①感染・発病のリスク，②発病した場合の影響，③副作用出現の可能性に注目して検討を行った．

2　LTBI から活動性結核を発病するリスク要因

　表 1 は LTBI から活動性結核を発病するリスク要因を分析したものである[3]．LTBI を診断した場合には，治療を検討することになる．参考になるのは，LTBI 治療の勧告レベルである．特に勧告レベル A，すなわち LTBI と診断した場合には，積極的治療対象となるリスク要因には注意を払う．

1　感染性結核患者との接触者

　感染 2 年以内の人が結核を発病するリスクはリスク要因のない人の 15 倍である[3]．感染 2 年以内の人という用語はわかりづらいかもしれないが，主に結核患者との接触者が想定される．特に，喀痰塗抹陽性結核患者や空洞病変を有する結核患者との接触者は，感染のリスクが高い．

　集団感染が疑われる場合には，結核患者との接触の程度を考慮する．接触時間や接触状況を参考にして，リスクの高い者を優先する．

2　免疫不全を伴う病態

　免疫不全では一般に結核発病リスクが高いが，それぞれの病態と程度によって異なる．インターフェロン γ 遊離試験（IGRA）による診断感度も低下することにも注意を払う．

表1 LTBI から活動性結核を発病するリスク要因

対象	発病リスク[*]	勧告レベル	備考
最近の結核感染（2年以内）	15	A	接触者健診での陽性者
HIV/AIDS	50～170	A	
慢性腎不全による血液透析	10～25	A	高齢者の場合には慎重に検討
臓器移植（免疫抑制薬使用）	20～74	A	移植前の LTBI 治療が望ましい
コントロール不良の糖尿病	1.5～3.6	B	コントロール良好であればリスクは高くない
生物学的製剤使用	4	A	発病リスクは薬剤によって異なる
副腎皮質ステロイド（経口）使用	2.8～7.7	B	用量が大きく，リスクが高い場合には検討
副腎皮質ステロイド（吸入）使用	2	B	高用量の場合は発病リスクが高くなる
そのほかの免疫抑制薬使用	2～3	B	
胸部 X 線画像で線維結節陰影 （未治療の陳旧性結核病変）	6～19	A	高齢者の場合には慎重に検討
珪肺	30	A	患者が高齢化しており，注意が必要
低体重	2～3	B	
喫煙者	1.5～3	B	
医療従事者	3～4	C	最近の感染が疑われる場合には実施
胃切除	2～5	B	

[*]：発病リスクはリスク要因のない人との相対危険度
〈勧告レベル〉
A：積極的に LTBI 治療の検討を行う
B：リスク要因が重複した場合に，LTBI 治療の検討を行う
C：ただちに治療の考慮は不要

［日本結核病学会予防委員会・治療委員会．潜在性結核感染症治療指針．結核 88：497-512, 2013 を基に筆者作成］

a. HIV/AIDS 患者

結核は世界の HIV による死亡原因（2015 年現在）の 33% である[4]．LTBI 状態にある HIV 感染者が，活動性結核を発病するリスクは 50～170 倍ときわめて高い[3,5,6]．HIV 感染者に対する LTBI 治療は有効であり，QOL や生存率の改善に寄与する[7]．

b. 慢性腎不全のために血液透析を受けている患者

慢性腎不全のために血液透析を受けている患者の活動性結核発病の相対危険度は 10～25 倍であり[3,8～10]，結核を発病するのは透析導入後 1 年以内が多い[9,10]．

c. 腎移植患者

腎移植患者では相対危険度は 37 倍である[11]．免疫抑制薬による治療を受けることになる．抗結核薬のリファンピシン（RFP）は，一部の免疫抑制薬の代謝に影響を与える．このため，移植を行う前に LTBI の診断を行い，必要に応じて治療を行うことが推奨される[12]．

d. そのほかの臓器移植および幹細胞移植患者

結核は臓器移植および幹細胞移植の合併症になる．移植を受けた患者が活動性結核を発病するリスクは一般の人の 20～74 倍である[3]．

e. 糖尿病患者

コントロール不良の糖尿病患者が，活動性結核を発病するリスクは，1.5～3.6 倍である[3,13,14]．結核を発病するリスクは糖尿病の重症度と相関することが示されている[15～17]．このことから，LTBI の治療を検討するだけではなく，血糖コントロールを適切に行うことが優先される．

f. 生物学的製剤の治療を受けている患者

生物学的製剤の治療を受けている患者が活動性結核を発病するリスクは，臨床病態および使用する生物学的製剤によっても異なり，報告によって発病リスクは 1.6～25.1 と大きな開

きがある[18,19]. 一般に TNF 阻害薬の方が活動性結核を発症するリスクが高い. また, TNF 阻害薬のなかでも, 抗ヒト TNF-α モノクローナル抗体製剤のほうが, 抗 TNF レセプター製剤よりも, 活動性結核を発症するリスクが高い.

関節リウマチをはじめとする免疫が関係した炎症性疾患では, 次に述べるさまざまな副腎皮質ステロイドや免疫抑制薬が使われていることも考慮する.

g. 副腎皮質ステロイドの治療を受けている患者

経口プレドニゾロン 1 日 15 mg (またはその同等量) の 1 ヵ月以上の投与は統計的に明らかに結核発病のリスク要因である[2]. 経口プレドニゾロン投与を受けている患者の結核発病のオッズ比は 4.9, さらに 15 mg 未満と 15 mg 以上のオッズ比はそれぞれ 2.8, 7.7 である[20].

h. そのほかの免疫抑制薬による治療を受けている患者

免疫抑制薬を使用している患者でほかのリスク要因がある場合には, LTBI の診断を検討する.

3 そのほかの感染・発病リスク

a. 胸部 X 線検査で結核治癒巣がある場合

未治療の陳旧性肺結核の相対危険度は 6～19 である[3]. わが国では 1950 年代になって抗結核薬による治療が普及した. このため, 未治療例は少なく, 超高齢の年代に偏在していると推定される. 胸部 X 線像で陳旧性病変があっても既治療者は LTBI の治療対象とはならない. 副作用発現の可能性も考慮すると積極的な治療対象者は限られる.

b. 珪肺

珪肺の相対危険度は 30 ときわめて高く[3], LTBI の治療によって半減できる.[21] しかし, 珪肺の発生は減少しており, 患者が高齢化していることから, 適応は限られる.

c. 低体重

低体重 (BMI＜20) の者は, 正常 (BMI＝20～25) と比較して活動性結核を発病するリスクは高く, 相対危険度は 2.8 になる. 逆に, 過体重の者 (BMI＞25) の相対危険度は 0.5 である[20]. 低体重者に対して, LTBI の治療を行うことは一般的には不要である[18]. ほかにリスク要因がある場合には LTBI の治療を検討する.

d. 喫煙者

能動および受動喫煙は, 結核に感染する相対危険度は 1.5～2 倍, 発病の相対危険度は 2～3 倍である. 喫煙そのものが独立した危険因子である[22~24]. このため, 禁煙対策を進めることが優先される.

e. 結核高まん延国出身者

結核高まん延国からの入国者に対して LTBI の診断を行うこと等が考えられる. しかし, 実施するプログラムはいまだ存在しない.

f. 医療従事者

わが国における医療従事者, 特に看護職の相対危険度は報告の年代, 対象, 算出方法に違いがあるが, 同年代の女性に対して罹患は 3～4 倍程度高い[25].

文　献

1）日本結核病学会予防委員会・治療委員会：潜在性結核感染症治療指針．結核 **88**：497-512, 2013

2）Centers for Disease Control and Prevention：Targeted tuberculin testing and treatment of latent tuberculosis infection. MMWR **49**（No. RR-6）：1-54, 2000

3）Landry J et al：Preventive chemotherapy. Where has it got us? Where to go next? Int J Tuberc Lung Dis **12**：1352-1364, 2008

4）UNAIDS：Fact sheet-latest statistics on the status of the aids epidemic.〈http://www.unaids.org/en/resources/fact-sheet〉（2018 年 7 月 5 日閲覧）

5）Horsburgh CR et al：Latent tuberculosis infection in the United States. N Engl J Med **364**：1441-1448, 2011

6）World Health Organization：Global tuberculosis control：a short update to the 2010 Report 2009. WHO, Geneva, 2010

7）Akolo C et al：Treatment of latent tuberculosis infection in HIV infected persons. Cochrane Database of Systematic Reviews. 2010, Issue 1. Art. No.：CD000171. DOI：10.1002/14651858. CD000171. pub3.

8）稲本　元ほか：慢性腎不全患者の結核症に対する易感染性および脆弱抵抗性に関する疫学的検討．日内会誌 **70**：834-840, 1981

9）Chia S et al：Risk of tuberculosis in dialysis patients：a population-based study. Int J Tuberc Lung Dis **2**：989-991, 1998

10）佐々木結花ほか：血液透析患者における結核発病の現状．結核 **77**：51-59, 2002

11）National Institute for Health and Clinical Excellence：NICE clinical guideline 117. Tuberculosis：clinical diagnosis and management of tuberculosis, and measures for its prevention and control. London, 2011

12）British Thoracic Society：Guidelines for prevention and management of Mycobacterium tuberculosis infection and disease in adult patients with chronic kidney disease. Thorax **65**：559-570, 2010

13）Harries AD et al：The looming epidemic of diabetes-associated tuberculosis：learning lessons from HIV-associated tuberculosis. Int J Tuberc Lung Dis **15**：1436-1444, 2011

14）Dobler CC et al：Risk of tuberculosis among people with diabetes mellitus：an Australian nationwide cohort study. BMJ Open **2**：e000666, 2012

15）Jeon CY et al：Diabetes mellitus increases the risk of active tuberculosis：a systematic review of 13 observational studies. PLoS Med **5**：e152, 2008

16）Leung CC et al：Diabetic control and risk of tuberculosis：a cohort study. Am J Epidemiol **167**：1486-1494, 2008

17）Baker MA et al：The risk of tuberculosis disease among persons with diabetes mellitus：a prospective cohort study. Clin Infect Dis **54**：818-825, 2012

18）Solovic I et al：The risk of tuberculosis related to tumour necrosis factor antagonist therapies：a TBNET consensus statement. Eur Respir J **36**：1185-1206, 2010

19）Wallis RS：Tumour necrosis factor antagonists：structure, function, and tuberculosis risks. Lancet Infect Dis **8**：601-611, 2008

20）Jick SS et al：Glucocorticoid use other associated factors and the risk of tuberculosis. Arthritis

Care Res **55**：19-26, 2006

21) Hong Kong Chest Service/ Tuberculosis Research Centre, Madras/ British Medical Research Council：A double-blind placebo-controlled clinical trial of three anti-tuberculosis chemoprophylaxis regimens in patients with silicosis in Hong Kong. Am Rev Respir Dis **145**：36-41, 1992

22) Chan ED et al：Should cigarette smoke exposure be a criterion to treat latent tuberculous infection? Am J Respir Crit Care Med **182**：990-992, 2010

23) Bates MN et al：Risk of tuberculosis from exposure to tobacco smoke. A systematic review and meta-analysis. Arch Intern Med **167**：335-342, 2007

24) Slama K et al：Tobacco and tuberculosis：a qualitative systematic review and metaanalysis. Int J Tuberc Lung Dis **11**：1049-1061, 2007

25) 大森正子ほか：職場の結核の疫学的動向―看護師の結核発病リスクの検討．結核**82**：85-93, 2007

I. 潜在性結核感染症（LTBI）とは

3 接触者健診

A 保健所の対応

1 接触者健診の目的と保健所の役割

　潜在性結核感染症（LTBI）を早期発見するためには，結核患者の接触者を対象とした健康診断（以下，接触者健診）が最も効率的な方策である．感染症法では，都道府県知事および保健所設置政令市・特別区の首長が接触者健診を実施できると定められている．実際は，都道府県等の事務委任規則等により接触者健診の実施権限は保健所長に委任されており，保健所は「結核の接触者健康診断の手引き」[1] を参考にこの健診を実施している（接触者健診の実施方法等に関する詳細については，同手引きを参照）．

　接触者健診には次の3つの目的がある．

a. LTBI のスクリーニングと結核発病の防止

　結核患者の接触者のなかから LTBI をスクリーニングし，LTBI の治療により結核の発病（活動性結核への進展）を防止する．

b. 新たな結核患者の早期発見

　接触者のなかから，結核患者をできるだけ非感染性の段階で早期に発見し，治療に導く．

c. 感染源・感染経路の探求

　結核患者の感染源・感染経路を明らかにする．特に患者が小児および若年者の場合は，最近2年以内（とりわけ1年以内）の接触者から感染を受けて発病した可能性が高いので，積極的疫学調査と接触者健診を組み合わせて，感染源・感染経路を探求する意義は大きい．

　以上の3つを意識した質の高い疫学調査や接触者健診を実施することにより，結核感染の連鎖を絶つことが究極の目的といえる．

　これらの目的を考慮すると，感染症法に基づく結核の接触者健診は，同法第17条に基づく健康診断（医学的検査：medical examination）だけでなく，同法第15条に基づく積極的疫学調査（接触者の把握や感染源・感染経路探求のための調査）を組み合わせたものであり，さらには健診で LTBI と診断された者に対する治療支援までを包括した対策である．結核患者の接触者の範囲や感染・発病リスクに影響するさまざまな因子（患者の排菌量や咳の持続期間，部屋の換気等の環境因子，患者の社会活動性等）に関する情報収集と分析は，健康診断そのものよりも重要であり，同法第17条および第15条を組み合わせた対応全体を米国等では接触者調査（contact investigation）とよんでおり，健康診断はそのひとつの要素と位置付けられている．

2 積極的疫学調査と接触者健診の企画

1 積極的疫学調査

　結核の接触者健診の対象者の把握や実施方法等を検討するために，保健所は感染症法第15条に基づき，保健師等による積極的疫学調査を実施する．この調査の発端となる患者（index case：本書では初発患者とよぶ）の大部分は，感染性の結核患者である．感染性結核患者とは，喀痰等を介して空気中に結核菌を排出していて，他者へ感染させる可能性のある（感染源となり得る）患者である．

　接触者健診の必要性，対象者の範囲や優先度などを検討するために，保健所は初発患者の発生届と医療機関からの患者情報を参考にしながら，初発患者への訪問・面接および家族や関係者に対する聞き取り調査を行う．

　なお，医療機関から保健所への情報提供にあたっては，初発患者の症状，菌所見，診断までの経過，接触者に関連する情報など，患者のプライバシーに関わる事項を含めて情報提供が可能である．なぜなら，接触者の安全確保など公衆衛生上の理由により保健所への患者情報の提供が不可欠と判断される場合，感染症法を根拠とした保健所への情報提供については，個人情報保護法に基づく（個人情報の）利用制限の適用除外規定（同法第23条）が適用されるからである．

2 初発患者の感染性の評価

　初発患者の感染性の有無あるいは感染性が高いか否かは，喀痰検査（結核菌）の結果に基づく評価を基本とする（図1）．また，胸部X線検査で肺結核に特徴的な病変に伴って空洞所見を認める場合も，感染性が高いと判断する．ただし，わが国の肺結核は高齢者に多く，高齢者では肺結核以外でも，空洞性病変を伴う疾患（一部の肺がん，肺膿瘍，感染性の肺囊胞等）が少なくないので，まずは鑑別診断が重要である．鑑別の結果，肺結核と診断され，明らかな空洞性病変を伴う場合には，診断時の喀痰塗抹検査が陰性であっても，空洞形成のプロセスでの排菌の可能性を考慮して感染性が高いと判断してよいという意味である．これは，特に高齢患者では喀痰が的確に採取されたかどうか判断できない例が多いことを踏まえた対応といえる．

　実際には，できるだけ3回以上の喀痰検査の結果を確認したうえで，画像所見や呼吸器症状も参考にして感染性の高さを総合的に評価する．たとえば，肺結核症と診断され，喀痰塗抹検査が陽性（同定検査でも結核菌群と判明），または肺結核病変の一部として矛盾しない空洞所見を認める場合は，高感染性と考えてよい．これに加えて患者の咳症状が著しく社会活動性も高いなどの付加情報があった場合は，感染性が非常に高いと判断して接触者健診を企画する．

3 初発患者の感染性期間の推定

　患者が接触者に結核を感染させる可能性のある期間を，感染性期間とよぶ．接触者健診の企画にあたっては，初発患者の結核の診断日からさかのぼって，いつごろまでを感染性期間と判断するかがしばしば問題となる．実際には，感染性期間の始期を正確に判断することは

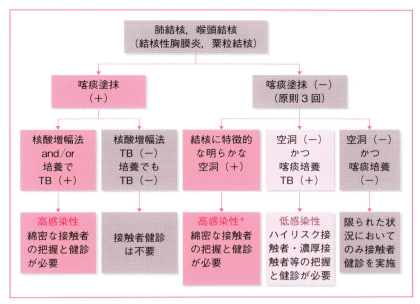

図1 初発患者の感染性の評価方法(基本的な考え方)
＊：連続検痰の結果がすべて塗抹陰性(核酸増幅法検査でも陰性)で，培養検査でもすべて陰性と判明した場合には，高感染性の評価を撤回してよい．TBは「結核菌群」．

困難であり，科学的根拠のあるデータに基づく推定方法の提案も見あたらない．米国疾病予防局(CDC)の接触者健診ガイドラインでは[2]，専門家の意見(expert opinion)に基づく勧告として，基本的に結核診断日の「3ヵ月前」からを感染性期間とすることが勧められている．また，最近のWHOの勧告集[3]においても，患者の症状出現時期から評価するのではなく，患者の診断日から遡及して3ヵ月間を基本とする考え方を支持している．

わが国では従前，咳の出現時期と胸部画像所見を参考に感染性期間を設定していたが，高齢者結核では呼吸器症状のない患者が目立つなど，感染性期間の推定が難しい事例が増えていることから，現行の「接触者健診の手引き」[1]では，CDCおよびWHOの考え方を参考に，患者の診断日(あるいは治療開始日)から遡及して3ヵ月間を基本とする方法が示されている．ただし，初発患者の登録直後の接触者健診により新たな結核患者(発病者)が発見された場合は，感染から発病までの期間(集団感染事例の観察では，感染源患者の症状出現から7～8ヵ月後の発病例が最も多い)[4]も考慮して，感染性期間の始期を初発患者の診断日から7～8ヵ月遡及するなどの配慮が必要である．

4 接触者の感染・発病のリスク評価

初発患者が結核を感染させる可能性のある期間(感染性期間)に，当該患者と空間を共有した者を接触者と定義し，感染・発病の危険度に応じて，ハイリスク接触者，濃厚接触者，非濃厚(通常)接触者，非接触者の4つに区分されている(表1)．

5 接触者健診の企画

接触者健診を実施する場合は，初発患者側の感染危険度だけでなく，接触者側の感染・発

表1 接触者の感染・発病リスクによる分類

ハイリスク接触者 (high-risk contact)	感染した場合に発病リスクが高い，または重症型結核を発症しやすい接触者． （例）BCG未接種の乳幼児，免疫不全疾患（HIV感染等），治療管理不良の糖尿病患者，免疫抑制薬（抗TNF-α製剤を含む）や副腎皮質ホルモン等の結核発病のリスクを高める薬剤治療を受けている者，透析患者等
濃厚接触者 (close contact)	初発患者が感染性であったと思われる時期（感染性期間）に濃密な，高頻度または長期間の接触があった者． （例）同居家族またはそれと同様の接触があった者，狭いまたは換気不良な空間で接触した者，不適切な感染防護下で咳やエアロゾルを誘発する医療行為などに携わった者，免疫の低下した高齢者が入所する施設や刑務所等の集団生活施設の入居者等
非濃厚（通常）接触者 (casual contact)	濃厚接触者ほどではないが，接触のあった者． （例）初発患者を数回訪ねていた，週に1回短時間会っていた等
非接触者 (non-contact)	初発患者と同じ空間を共有したことが確認できない者． （原則として，接触者健診の対象外）

病リスクの評価結果も組み合わせて健診の優先度を検討する．

　接触者健診は原則として，優先度の高い対象集団から低い対象集団へと同心円状に段階的に対象者を拡大する．最優先集団（第一同心円）の健診で患者が発見されず，感染疑い例もなければ，接触者健診の範囲をそれ以上拡大する必要はない．第一同心円の健診で新たな患者が発見（または複数の潜在性結核感染者が発見）された場合は，第二同心円（第一同心円よりも優先度の低い接触者集団）にも健診の範囲を拡大するという方式が一般的である．

③ 接触者健診の実施

1 健診対象者への受診勧告

　都道府県等（その委任を受けた保健所長）が感染症法第17条に基づく接触者健診を実施する場合，原則として健診対象者の所在地を管轄する保健所が対象者に対して受診の勧告を行う．この勧告に際しては，健診を実施する理由や日時，場所等を書面で通知することとされている．

2 結核感染の有無に関する検査（IGRA，ツ反）

　接触者健診においては，適切な時期に結核感染の有無を確認することが重要である．結核感染のスクリーニングにはインターフェロンγ遊離試験（IGRA），すなわちクォンティフェロン®TBゴールド（第3世代：QFT-3G），Quanti FERON TBゴールドプラス（QFT-Plus）またはT-スポット®.TB（T-SPOT）を用いる．ただし，乳幼児の場合，活動性結核（発病後）に対するIGRAの感度は高いものの，LTBI（発病前）に対してはIGRAの感度不足を懸念する指摘がある．このため，乳幼児を対象とした接触者健診ではIGRA単独ではなく，ツベルクリン反応検査（ツ反）の併用（IGRAとツ反の同時実施）が推奨されている．

　IGRAの実施時期については，検査のウィンドウ期（感染を受けてから検査で陽性を示すまでの期間）を考慮し，原則として結核患者との最終接触から2〜3ヵ月経過後に実施する．

ただし，患者との接触期間（結核菌の曝露期間）が長い場合，あるいは対象者が最優先接触者（そのなかでもハイリスク接触者）である場合には，初発患者の診断直後でも IGRA を行い，陰性の場合は最終接触から 2〜3 ヵ月経過後に再度 IGRA を行う.

結核患者との最終接触から 2〜3 ヵ月後の健診で実施した IGRA の陽性率が非常に高かった場合（たとえば，陽性率が 15% 以上など），あるいは 2〜3 ヵ月後までの健診で複数の発病者（当該患者から感染を受けて発病した者）が発見された場合などは，患者との最終接触から 6 ヵ月後にも IGRA の再検査の実施が推奨されている.

a. IGRA 等の検査で「陽性」の場合

IGRA の結果が陽性であれば，胸部 X 線検査等により結核発病の有無を念入りに検討する. その結果，発病所見がなく LTBI と診断され，かつ，治療が必要と判断された場合は，感染症法第 12 条の規定により「無症状病原体保有者」として届出を行うと共に，LTBI 治療（通常は INH 単剤で 6 ヵ月または 9 ヵ月）を行う.

なお，接触者健診の対象が BCG 未接種児の場合は，BCG の影響がない状況下であることを考慮し，ツ反を優先して実施してよい. BCG 未接種児に対するツ反の結果が陽性（発赤径 10 mm 以上）の場合は，IGRA を省略して，結核感染疑いとして精密検査を勧奨する.

適切な時期に実施された IGRA 検査の結果が陰性であれば，その後の経過観察は，原則として不要である. ただし，乳幼児に対して IGRA とツ反検査を併用し，ツ反で水疱を伴うような著しい強い陽性が認められた場合は，たとえ IGRA が陰性であっても LTBI を疑い，治療の必要性を検討してもよい.

b. IGRA で「陰性」の場合

接触者健診における IGRA 陰性の解釈にあたっては，検査性能の限界を考慮した対応も必要である. LTBI（発病前）に対する IGRA の感度は，gold standard がないために正確に求めることはできないが，各検査キットの添付文書に記載された感度（活動性結核患者をターゲットとした場合の感度）よりも低めの 80〜90% 程度にとどまる可能性がある. このため，健診対象者には IGRA が陰性であってもその後に発病する場合があることを説明し，有症状時（2 週間以上咳が続いたとき等）の医療機関受診を必ず勧めることが重要である.

c. IGRA で「判定保留」の場合

IGRA の結果が判定保留の場合，検査方法や対象集団の検査成績等により対応が異なる. QFT による検査結果が判定保留の場合は，被検者の感染・発病リスクの度合いを考慮し，総合的に判定する. たとえば，被検者の属する集団の QFT 陽性率が高い（たとえば，15% 以上）場合には，判定保留の者も陽性者同様に LTBI 治療の検討をする. T−SPOT による検査結果が判定保留の場合は，再検査が推奨されている.

d. IGRA で「判定不可」の場合

IGRA の結果が判定不可の場合は，再検査が推奨される. QFT で判定不可の場合には再検査を T−SPOT で行い，逆に T−SPOT で判定不可の場合の再検査は QFT で行うという選択肢もあり得る. 再検査でも判定不可の場合は，胸部 X 線検査による経過観察とし，検査間隔や期間は，接触者のリスク評価に基づき検討する.

3 結核発病の有無に関する検査

結核発病の有無を確認するための検査の代表は，胸部 X 線検査である. 接触者健診では，

原則として IGRA（ツ反）陽性者に対して胸部 X 線検査が実施される．ただし，健診対象者に咳症状を認めた場合や，過去に結核感染歴や治療歴がある等の理由で IGRA（ツ反）を実施しない場合，あるいは初発患者の登録時点でほかの発病患者の存在が心配される集団等に対しては，IGRA（ツ反）検査と連動させずに胸部 X 線検査を実施するのが一般的である．

　小児を対象とした場合，IGRA（ツ反）で「結核感染あり」と診断された者に対して胸部 X 線検査を行う際は，小児結核の病巣進展様式を考慮し，肺野病巣（小結節影や癒合影）と肺門・縦隔リンパ節病巣の有無に注意を払った慎重な読影が望まれる．小児結核の肺野・リンパ節病巣は，そのサイズが小さく縦隔陰影に重なっているなどの理由により，胸部 X 線検査では指摘できず，病巣の確認には胸部 CT 検査が有用な症例が多い．このため，小児の IGRA 陽性例に対しては，胸部 CT 検査を併用して結核発病の有無を確認する施設が増えている（CT 検査は被曝量が多いので，小児に対しては，CT 検査による結核発病の早期発見のメリットが被曝のデメリットを上回ると判断される状況下で実施されることが望ましい）．

　結核の発病は，感染後 1 年以内に起こることが最も多く，約 8 割は 2 年以内とされている．したがって，初発患者の登録直後（または 2〜3 ヵ月後）の健診結果に基づき経過観察が必要と判断された接触者に対しては，その後も半年後，1 年後などの時期をとらえて，複数回の胸部 X 線検査を計画する．

　LTBI と診断され治療を要すると診断されたが服薬せず，特に発病リスクが高いと判断される者，または，発病した場合の影響が大きい医療従事者や教員等の職種に該当する者に対しては，最初の 1 年間の経過観察が重要であり，最終接触の 3 ヵ月後および 9 ヵ月後の健診も考慮する．

■ 文　献

1）阿彦忠之ほか：感染症法に基づく結核の接触者健康診断の手引きとその解説（平成 26 年改訂版）．結核予防会，東京，11-90 頁，2014

2）CDC：Guidelines for the investigation of contacts of persons with infectious tuberculosis；recommendations from the National Tuberculosis Controllers Association and CDC, United States. MMWR **54**（RR-15）：6-7, 2005

3）WHO：Recommendations for Investigating Contacts of Persons with Infectious Tuberculosis in Low- and Middle-Income Countries. WHO, Geneva, 2012

4）青木正和ほか：医師・看護職のための結核病学「1．基礎知識」（平成 24 年改訂版）．結核予防会，東京，47-48 頁，2012

I. 潜在性結核感染症（LTBI）とは

3 接触者健診

B 集団感染の事例から

　ここでは，インターフェロン γ 遊離試験（IGRA）適用や潜在性結核感染症（LTBI）治療を考えるうえで，参考となる集団事例を述べる．

1 高齢者の LTBI 治療

　　発生場所：精神病院認知症病棟

1 経　過

　X 年 2 月 1 日に当該病院が実施している入院患者を対象に実施した健康診断で患者 A が肺結核（喀痰塗抹検査 2＋相当）と判明した．同年 2 月 10 日には患者 B が同じく健康診断で肺結核（喀痰塗抹検査 3＋相当）と判明した．患者 B の同院への入院は前年の 10 月末日であり，両者の接触期間は 3 ヵ月であったため，当初は相互の感染の結果発病したのではなく，同時発生の可能性も考えられた．

　ただちに実施された接触者健診の結果，職員および入院患者ともクォンティフェロン®TB ゴールド（QFT）陽性率がきわめて高かったことから，集団感染が疑われた（**表1**）[1]．4 月 11 日には，患者 A と B の結核菌遺伝子検査の結果，結核菌型の一致が判明し，さらに，7 月 9 日には活動性結核で結核菌が分離された 8 人の患者の遺伝子型が一致したころから，本事例は集団感染であることが確認された[2]．

2 その後の対応と経過

　本事例における接触者健診の対象になった入院患者は高齢者であるが，集団生活を継続しており，QFT 陽性率がきわめて高く発病者も多かったことから，二次患者の発生の可能性が高いと判断された．このため，QFT 陽性者に対しては可能な限り LTBI 治療を実施した．

表1　接触者健診の結果

	入院患者（59 名）	職員（53 名）	計（112 名）
QFT 陽性/実施数（%）	50/56（89%）	27/53（51%）	77/109（71%）
LTBI 治療	33	23	56
発病者（死亡者）	15（3）	3（0）	18（3）
経過観察	11	27	38

［中島由紀子ほか：精神科医療機関での集団感染事例における接触者健診について．日公衛会抄集 **60**：506，2013 より引用］

その結果，その後の二次患者の発病はなく，重篤な副反応出現もなく，終息に向かわせることができた．

3 感染拡大の主な要因

本事例における感染拡大の要因は以下のようなことが考えられた．
- 入院患者は認知症で訴えが少なく，周囲が発病に気づきにくかった．
- 初発患者に病棟内の徘徊行為があり，痰や唾液を他人に浴びせる行為が散見された．
- 入院患者の多くが日中を病棟ホールで過ごし，初発患者との接触時間が長かった．
- 入院患者の多くは糖尿病，呼吸器障害，嚥下障害などの基礎疾患があり免疫低下状態であった．

4 考　察

「感染症法に基づく結核の接触者健康診断の手引き」（改訂第5版）[3]において，IGRA実施対象の年齢上限が撤廃された．しかし，個々の事例において，高齢者におけるIGRA適用については議論があると思われる．本事例においては，高齢者が対象ではあるがIGRAを実施し，陽性率が約90％ときわめて高かったことから，大規模な感染が発生していたことは明らかであった．近年の報告では，わが国における一般人口のIGRA陽性率は60歳台で5％程度，70歳台で5％程度と推定されているので，これを目安とすることができる[4]．また，高齢者であるが，集団的生活をしているグループにおいて可能な限りLTBI治療を実施した結果，二次感染を防止することができた．

以上より，高齢の接触者健診において，①集団における感染の範囲，特に集団感染の有無を判断する必要がある場合，②高齢であっても，LTBI治療を行う可能性がある場合，にはIGRAを積極的に実施する意義がある．

文　献

1）中島由紀子ほか：精神科医療機関での集団感染事例における接触者健診について．日公衛会抄集 60：506，2013

2）東京都福祉保健局：平成25年5月21日　結核集団感染の発生について〈http://www.metro.tokyo.jp/tosei/hodohappyo/press/2013/05/20n5l500.html〉（2018年7月5日閲覧）

3）厚生労働科学研究（新型インフルエンザ等新興・再興感染症研究事業）「地域における効果的な結核対策の強化に関する研究」：感染症法に基づく結核の接触者健康診断の手引き（改訂第5版）〈http://www.jata.or.jp/rit/rj/2014.3sessyokusya1.pdf〉（2018年7月5日閲覧）

4）加藤誠也ほか：日本におけるインターフェロンγ遊離試験の年代別陽性率に関する検討．結核 92：365-370，2017

2 インターフェロンγ遊離試験（IGRA）

　IGRA には，QFT と T-SPOT の 2 つが承認を受け，臨床利用できるようになっている．両検査とも，①活動性結核の診断の補助，② LTBI の診断の補助，に用いることで承認をとっている．

　2018 年 6 月 1 日に，QFT の第 4 世代キット（QuantiFERON® TB ゴールド プラス：QFT-Plus）が発売された．2019 年 1 月以降は，クォンティフェロン® TB ゴールド（QFT-3G）の販売が終了し，順次 QFT-Plus の使用に置き換えられる．QFT-Plus の特徴は，CD4 陽性リンパ球と CD8 陽性リンパ球の両者の免疫応答を評価することである．

　日本結核病学会の予防委員会は，「インターフェロンγ遊離試験使用指針」を策定している[3]．

　QFT-3G，QFT-Plus と T-SPOT の特徴を**表 1** に示す．

a. 判定基準

　QFT-3G，QFT-Plus と T-SPOT の判定基準を**表 2・3・4** に示す．

　QFT も T-SPOT も「抗原刺激に対する反応－陰性コントロール」の値を基に判定する．いずれも陽性コントロール，陰性コントロールを処理するプロセスが入る．紙面の都合上，詳細は省略するが，必要な場合は，添付文書や日本結核病学会の指針で確認して欲しい．

　陽性コントロール，陰性コントロールの結果によっては，細胞性免疫応答が十分に評価できていない可能性がある．結核菌特異抗原に対する反応結果に信頼性がないので，判定を行わないで，判定不可とする．

b. 判定保留について

　QFT-3G にも T-SPOT にも「判定保留」がある．名称は同じであるが，QFT と T-SPOT の「判定保留」は基本的な考え方が異なる．

表 1　QFT-3G，QFT-Plus と T-SPOT の特徴

項目	QFT-3G	QFT-Plus	T-SPOT
検体	末梢血	末梢血	末梢血
採血管	3 本（陽性コントロール，陰性コントロール，抗原刺激）1 本採血で分注することも可能	4 本（陽性コントロール，陰性コントロール，抗原刺激×2）1 本採血で分注することも可能	1 本
結核菌特異的抗原	3 つ（ESAT-6，CFP-10，TB7.7）	2 つ（ESAT-6，CFP-10）	2 つ（ESAT-6，CFP-10）
培養	37℃で 16〜24 時間	37℃で 16〜24 時間	37℃で 16〜20 時間
測定方法	ELISA	ELISA	ELISPOT
採血後の検体の取り扱い	●採血後培養までは 22±5℃で保存し，16 時間以内に 37℃のインキュベータに入れる． ●全血を利用 ●1 本採血後 2〜8℃で 48 時間保存可	●採血後培養までは 22±5℃で保存し，16 時間以内に 37℃のインキュベータに入れる． ●全血を利用 ●1 本採血後 2〜8℃で 48 時間保存可	●採血後 8 時間を超える場合には T-Cell Xtend® を添加することにより 32 時間まで検査を行うことができる． ●末梢血単核球成分を分離し，25,000/mL に調整する．
感度*（承認時）	93.7%	QFT との相関性は 93.8%	97.5%
特異度*（承認時）	93.8%		99.1%

＊：添付文書より作成

表2 QFT-3G の判定基準

測定値 M (IU/mL)	測定値 A (IU/mL)	判定	解釈
不問	≧ 0.35	陽性	結核感染を疑う
0.5 以上	≧ 0.1 かつ <0.35	判定保留	感染リスクの度合いを考慮し，総合的に判断する
	<0.1	陰性	結核感染していない
0.5 未満	<0.35	判定不可	免疫不全等が考えられるので，判定を行わない

- IFN-γA：結核抗原血漿中の IFN-γ 濃度（IU/mL）
- IFN-γM：陽性コントロール血漿の IFN-γ 濃度（IU/mL）
- IFN-γNil：陰性コントロール血漿の IFN-γ 濃度（IU/mL）
- 各検体の測定値 A および M を求め判定に用いる．
- 測定値 A（IU/mL）＝IFN-γA－IFN-γN
- 測定値 M（IU/mL）＝IFN-γM－IFN-γN

表3 QFT-Plus の判定基準

Nil 値（IU/mL）	TB1 値（IU/mL）	TB2 値（IU/mL）	測定値 M（IU/mL）	判定
≦0.8	≧0.35 IU/mL かつ Nil 値の≧ 25%	不問	不問	陽性
	不問	≧0.35 IU/mL かつ Nil 値の≧ 25%		
	<0.35 IU/mL，あるいは ≧0.35 IU/mL かつ Nil 値の<25%		≧ 0.5 IU/mL	陰性
			<0.5 IU/mL	判定不可
>0.8	不問			

- IFN-γTB1（または 2）：結核抗原血漿中の IFN-γ 濃度（IU/mL）
- IFN-γM：陽性コントロール血漿の IFN-γ 濃度（IU/mL）
- IFN-γNil：陰性コントロール血漿の IFN-γ 濃度（IU/mL）
- 各検体の TB1（または 2）値および M を求め判定に用いる．
- TB1（または 2）（IU/mL）＝IFN-γTB1（または 2）－IFN-γN
- 測定値 M（IU/mL）＝IFN-γM－IFN-γN

表4 T-SPOT の判定基準

		CFP-10			
		4 スポット以下	5 スポット	6 または 7 スポット	8 スポット以上
ESAT-6	4 スポット以下	陰性	陰性・判定保留	陽性・判定保留	陽性
	5 スポット	陰性・判定保留	陰性・判定保留	陽性・判定保留	陽性
	6 または 7 スポット	陽性・判定保留	陽性・判定保留	陽性・判定保留	陽性
	8 スポット以上	陽性	陽性	陽性	陽性

	陰性コントロール値	結核菌特異抗原の反応値：高いほう	陽性コントロール値
判定不可	10 スポット以上	不問	不問
	10 スポット以下	5 スポット未満	20 スポット未満

- ESAT-6：パネル A-陰性コントロール
- CFP-10：パネル B-陰性コントロール
- 判定保留：「陽性」または「陰性」の判定結果自体は有効だが，数値が 8 以上または 4 以下となった場合と比較して，信頼性がやや低下する可能性があるため，再検査を推奨．
- 「判定保留」による再検査の結果が再度「判定保留」となった場合は，ほかの診断方法を用いるか，臨床的・医学的症状や患者背景を考慮のうえ，医師による総合的な判断の下で，結核菌感染の診断を行う．

通常，QFT の「判定保留」は陰性として取り扱う．ただし，感染の可能性が高い場合（たとえば，接触者健診において多くの IGRA 陽性者が見つかった場合）に「陽性」と同様に取り扱う．この設定によって陽性的中率を向上させ，感染者を見逃す可能性を小さくすることができる．

「感染症法に基づく結核の接触者健康診断の手引き」（改訂第5版）では陽性同様に扱う場合を，たとえば対象集団における QFT 陽性率が15％以上としている[4]．接触者健診の QFT 陽性率が15％を超える場合には，「判定保留」を陽性として取り扱う．この際には，結核患者との接触歴等の背景因子，臨床症状，画像所見等を総合的に考慮して判断する．

また，QFT-Plus では「判定保留」がなくなったが，これは判定基準の変更であって感染リスクが相当高く，測定値がこの領域にある場合は偽陰性である可能性があることに変わりはない．

T-SPOT の「判定保留」は「特異抗原の反応値」が5〜7スポットの場合としている．更に細かくなるが，6スポット・7スポットは陽性・判定保留，5スポットの場合は陰性・判定保留となる．陽性・陰性の判定を行ってもよいが，再検査を求めている．

3 2つの IGRA（QFT と T-SPOT）の診断特性について

検査特性を評価するものとして，感度・特異度，PPV（positive predictive value），NPV（negative predictive value），陽性的中率，陰性的中率を取り扱う．

a. 感度・特異度

メタアナリシスによる QFT-3G と T-SPOT の感度・特異度を表5に示す[5〜8]．メタアナリシスの結果は引用された報告による影響を受け，ばらつきがある．わが国で実施された臨床試験では，QFT と T-SPOT の特異度に大きな違いはなかった[9]．

LTBI を正しく評価する gold standard が存在しない．このため，次のような方法で検討される．

①ツ反と IGRA を同時に実施し，結果を比較する．
②LTBI の臨床的危険因子（結核確定診断例との接触，職業上の感染危険，結核高まん延国出身等）を結核感染の代用指標として IGRA の結果と比較する．
③最初の IGRA の後に結核発病の有無を追跡する．
④LTBI の代用として活動性結核患者の IGRA の結果を用いる[10]．

b. 結核菌曝露から陽転化までの期間

活動性結核患者と接触して結核に感染した場合，QFT が陽性になるまでの期間は2〜3ヵ月と考えられる[11,12]．しかし，3〜6ヵ月までに陽転化したと考えられる事例報告もある[13,14]．きわめて感染危険が高い場合には，最終接触から6ヵ月後にも再検査を行う等，柔軟な対応をとり，注意が必要である．

c. PPV と NPV

メタアナリシスにより，IGRA が陽性であったときに活動性結核を発病する確率（positive predictive value：PPV）と陰性であったときに活動性結核を発病しない確率（negative predictive value：NPV）について分析されている[15]．

それによると，IGRA 陽性者から活動性結核を発病する統合 PPV（pooled PPV）は，2.7％であった．また，IGRA 陰性者から活動性結核を発病しない統合 NPV（pooled NPV）は非

表5 IGRA の感度・特異度

	pooled		95% CI	年	文献	備考
感度	QFT-3G		0.7(0.63-0.78)	2008	1	
			0.84(0.81-0.87)	2010	2	先進国のみ
			0.8(0.75-0.84)	2011	3	
	T-SPOT		0.9(0.63-0.78)	2008	1	
			0.875(0.85-0.90)	2010	2	
			0.81(0.78-0.84)	2011	3	
特異度	QFT-3G		0.96(0.94-0.98)	2008	1	
			0.99(0.98-1.00)	2010	2	
			0.79(0.75-0.82)	2011	3	
			0.994(0.979-0.999)	2011	4	
	T-SPOT		0.93(0.86-1.00)	2008	1	
			0.86(0.81-0.90)	2010	2	
			0.59(0.56-0.62)	2011	3	

1. Pai M et al：Systematic Review：T-Cellbased Assays for the Diagnosis of Latent Tuberculosis Infection：An Update. Ann Intern Med **149**：177-184, 2008
2. Diel R et al：Evidence-based comparison of commercial interferon-γ release assays for detecting active TB. Chest **137**：952-968, 2010
3. Sester M et al.：Interferon-γ release assays for the diagnosis of active tuberculosis：a systematic review and meta-analysis. Eur Respir J **37**：100-111, 2011
4. Diel R et al：Interferon-γ release assays for the diagnosis of latent Mycobacterium tuberculosis infection：a systematic review and meta-analysis. Eur Respir J **37**：88-99, 2011

［1.～4. を基に筆者作成］

表6 IGRA の陽性的中率・陰性的中率を求める

● 設定　人口：1 万人
　　　　結核有病率：2%→この集団の結核感染者（活動性，潜在性，既往）は 1,000 人
　　　　IGRA の感度　95%，特異度　99%

		結核感染状況				計算式	結果
		感染者	非感染者	計			
IGRA	陽性	190	98	288	→陽性的中率	190/288	66.0
IGRA	陰性	10	9,702	9,712	→陰性的中率	9,702/9,712	100.0
	計	200	9,800	10,000			

常に高く 99.7％であった．デンマークで実施された QFT によるコホート研究においても，PPV は 1.32％で NPV は 99.85％であった[16]．このように IGRA の特性として NPV はきわめて高い．しかし，残念ながら活動性結核の発病を予測できるほどの精度はない[17]．

d. 陽性的中率，陰性的中率

　IGRA が陽性であった場合，「どの程度正しいのか？」診断の確度を理解しておく必要がある．LTBI を診断する gold standard はないといっても，どの程度正しいのかを推測する方法はある．

　人口 1 万人，結核有病率 2％の集団を設定し，IGRA を使って結核の診断をした場合の陽性的中率と陰性的中率を**表6**に示した．IGRA の感度は 95％，特異度は 99％と設定した．想定としては，医療機関の新採用職員（20 歳台）である．

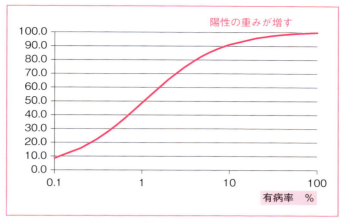

図1　IGRAの陽性的中率（感度95％，特異度99％）

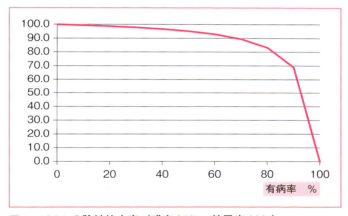

図2　IGRAの陰性的中率（感度95％，特異度99％）

　その結果，陽性的中率は66％，陰性的中率は99.9％になった．感度・特異度が優れた検査であっても，対象とする集団の有病率が低いために，陽性的中率はこの程度になってしまう．
　また図1・2に，集団の有病率によって陽性的中率・陰性的中率がどのように変わるかを示した．集団の有病率が10％未満である場合，陽性的中率はきわめて高いとはいえない．集団感染などで陽性者が15％いるような場合（有病率が15％）は，IGRAが陽性であった場合の信頼性は高くなる．陰性的中率は，通常わが国で想定される集団ではきわめて高い．

e．IGRAのどちらを選ぶか？
　日本国内では，医療従事者に対してQFTとT-SPOTを同時に実施した研究がある（表7）[18]．645人の医療従事者を対象としたもので，QFT陽性率2.9％，T-SPOT陽性率4.3％であった．QFTとT-SPOTの一致は97.2％（κ=0.595）だった．大筋で，2つの検査に優劣はないと考えられる．

4　画像診断（活動性結核の除外）

　WHOのLTBI診断アルゴリズムでは，結核を疑う症状の有無の確認と胸部X線検査の実

表7 医療従事者を対象に実施したQFTとT-SPOT

		T-SPOT 陽性 (6スポット以上)	T-SPOT 陰性 (5スポット以下)	合計
QFT	陽性	14	5	19
	陰性	13	618	631
	合計	27	623	650

[Tanabe M et al：The Direct Comparison of Two Interferon-gamma Release Assays in the Tuberculosis Screening of Japanese Healthcare Workers. Intern Med 56：773-779, 2017 より引用]

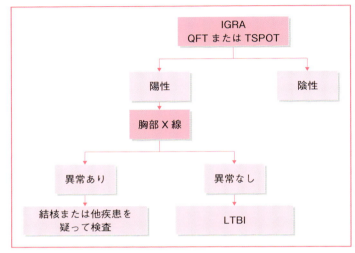

図3 LTBI診断のアルゴリズム

[World Health Organization：Guidelines on the management of latent tuberculosis infection.〈http://www.who.int/tb/publications/latent-tuberculosis-infection/en/〉を基に筆者作成]

施を推奨している（**図3**）[1]．結核を疑う臨床症状の有無と，胸部X線検査を実施している．

まず，結核を疑う症状の有無を確認する．咳，血痰，発熱，盗汗，体重減少，胸痛，息切れ，疲労などの症状がある場合は，結核またはほかの疾患を疑って検査をする．

症状がない場合は，IGRA（QFTまたはT-SPOT）を実施し，胸部X線で肺病変の有無を確認する．微小病変の診断を目的に胸部CTを実施する施設もある[19〜21]．胸部CTの実施に対する，日本結核病学会予防委員会・治療委員会の見解は条件つきである[1]．CTにかかる費用と被曝の大きさを考慮すると，①対象者の同一集団の感染率が高い場合，②すでに発病者がある場合，③対象者に免疫学的な問題がある場合，④咳・痰などの呼吸器症状がある場合等，LTBI治療を行う時点で発病している可能性が高いと考えられる者については実施するのが妥当と思われる．

5 発病した場合の影響

LTBIと診断された症例は，治療対象となる可能性がある．詳細はⅠ章-Ⅱ，**表1**（p.9）にあるが，日本結核病学会予防委員会・治療委員会の「潜在性結核感染症の治療指針」[1]では，

発病リスクを考慮し，治療勧告レベルを設定している．

　積極的にLTBIの治療を行うことを勧告する対象者には，HIV/AIDS，臓器移植（免疫抑制薬使用），珪肺，慢性腎不全による血液透析，最近の結核感染（2年以内），胸部X線画像で線維結節陰影（未治療の陳旧性結核病変），生物学的製剤使用を挙げている．いずれも相対危険度が4以上の疾患である．

　活動性結核を発症した場合，治療困難な疾患群や十分な治療効果が得られない疾患群が含まれている．

6 LTBI治療による副作用

　LTBIと診断された場合，結核医療の基準に則り通常はINHを6〜9ヵ月使用する．INHの重篤な副作用としては，肝障害，末梢神経障害，アレルギー反応，まれなものとしては間質性肺炎，骨髄抑制が挙げられる．このうち定期的な診察検査による副作用の予測が必要なのは，肝障害である[22, 23]．

　一方，末梢神経障害，アレルギー反応，間質性肺炎はいずれも軽度[24]で有症状時の対応で十分と思われる（末梢神経障害の場合は，ビタミンB_6の投与，アレルギー反応と間質性肺炎は，必要に応じてステロイドの投与と重篤な場合は薬の中止）．肝障害対策については，15歳未満の小児では米国でもほとんど重篤な肝障害は起こっておらず，定期的な受診時の症状の問診または診察で所見がある場合および有症状時の対応でよいと思われる．15歳以上，特に35歳以上または35歳未満でも肝障害の既往がある者，妊婦，HIV陽性者，アルコール多飲者については，治療開始時，有症状時および定期的な肝機能検査が必要である．わが国より重篤な副作用がみられている米国では，肝障害の既往がある者，妊婦，HIV陽性者，アルコール多飲者についてベースラインの肝機能検査を必要としている．その後の検査は，ベースラインで異常がある場合，有症状時，妊娠時，そのほか副作用の危険が高まった場合にのみとしている[2]．定期の検査の頻度については，明確なエビデンスはなく，専門家の意見となる．米国における重篤な肝障害例は，治療開始後さまざまな時期に起こっており，2ヵ月を経過したから頻度を減らしてよいとの根拠にはならず，全投与期間中，1〜2ヵ月に1回程度を提案する．

7 LTBI治療完了の判断

　LTBI治療中に活動性結核を発病することがある．肺結核では，咳，痰，結核性胸膜炎では胸痛，発熱，著しいときは呼吸困難，リンパ節結核ではリンパ節腫脹，粟粒結核では発熱，結核性髄膜炎では頭痛と意識障害等，結核発病の症状に注意を払う．これらの症状がある場合は，結核発病の可能性を念頭に置いて診察および検査を行う．胸部X線検査については，LTBI開始時と有症状時，終了時に行う．

■ 文　献

1) 日本結核病学会予防委員会・治療委員会：潜在性結核感染症治療指針．結核 **88**：497-512，2013

2) Centers for Disease Control and Prevention：Targeted tuberculin testing and treatment of latent tuberculosis infection. MMWR **49** (No. RR-6)：1-54, 2000

3) 日本結核病学会予防委員会．インターフェロンγ遊離試験使用指針．結核 **89**：717-725，2014

4）厚生労働科学研究（新型インフルエンザ等新興・再興感染症研究事業）：感染症法に基づく結核の接触者健康診断の手引き（改訂第5版）〈http://www.jata.or.jp/rit/rj/2014.3sessyokusya1.pdf〉（2018年7月5日閲覧）

5）Pai M et al：Systematic review：T-cellbased assays for the diagnosis of latent tuberculosis infection：an update. Ann Intern Med **149**：177-184, 2008

6）Diel R et al：Evidence-based comparison of commercial interferon-γ release assays for detecting active TB. Chest **137**：952-968, 2010

7）Sester M et al：Interferon-γ release assays for the diagnosis of active tuberculosis：a systematic review and meta-analysis. Eur Respir J **37**：100-111, 2011

8）Diel R et al：Interferon-γ release assays for the diagnosis of latent Mycobacterium tuberculosis infection：a systematic review and meta-analysis. Eur Respir J **37**：88-99, 2011

9）Higuchi K et al：Comparison of specificities between two interferon-gamma release assays in Japan. Int J Tuberc Lung Dis **16**：1190-1192, 2012

10）Redelman-Sidi G et al：IFN-γ release assays in the diagnosis of latent tuberculosis infection among immunocompromised adults. Am J Respir Crit Care Med **188**：422-431, 2013

11）吉山　崇ほか：接触者検診のためのクォンティフェロン®TB-2G検査のタイミングについて．結核 **82**：655-658, 2007

12）Lee SW et al：Time interval to conversion of interferon-γ release assay after exposure to tuberculosis. Eur Respir J **37**：1447-1452, 2011

13）山口淳一ほか：クォンティフェロン®TB-2G検査陰性者から複数の発病者が発生した集団感染事例について．結核 **82**：629-634, 2007

14）濁川博子ほか：感染曝露後1年間QFTで経過観察しえた61名の医療施設内の結核曝露事例―第1報集団感染の経過と臨床的検討．結核 **87**：635-640, 2012

15）Diel R et al：Predictive value of interferon-γ release assays and tuberculin skin testing for progression from latent TB infection to disease state：a meta-analysis. Chest **142**：63-75, 2012

16）Hermansen TS et al：Prognostic value of interferon-γ release assays, a population-based study from a TB low-incidence country. Thorax **71**：652-658, 2017

17）Rangaka MX et al：Predictive value of interferon-γ release assays for incident active tuberculosis：a systematic review and meta-analysis. Lancet Infect Dis **12**：45-55, 2012

18）Tanabe M et al：The Direct Comparison of Two Interferon-gamma Release Assays in the Tuberculosis Screening of Japanese Healthcare Workers. Intern Med **56**：773-779, 2017

19）Hirama T et al：Tuberculosis screening programme using QuantiFERON®-TB Gold test and chest computed tomography for health workers accidentally exposed to patients with tuberculosis. J Hosp Infect **77**：257-262, 2011

20）Lew WJ et al：Combined use of Quanti-FERON®-TB Gold assay and chest computed tomography in a tuberculosis outbreak. Int J Tuberc Lung Dis **13**：633-639, 2009

21）吉山　崇ほか：潜在結核感染治療前のCTスクリーニングの意義について．結核 **83**：411-416, 2008

22）伊藤邦彦ほか：イソニアジドによる潜在性結核治療の肝障害．結核 **81**：651-660, 2006

23）Centers for Disease Control and Prevention：Severe isoniazid-associated liver injuries among persons being treated for latent tuberculosis infection-United States, 2004-2008. MMWR **59**：224-229, 2010

24）伊藤邦彦ほか：イソニアジドによる潜在性結核治療での肝障害以外の副作用．結核 **82**：1-9, 2007

II. 潜在性結核感染症の診断

1 潜在性結核感染症の診断（総論）

B 小児の診断

1 小児における潜在性結核感染症

わが国では結核罹患率の順調な減少を受け，結核感染危険率も非常に低くなっており，小児期における結核既感染率は著しく低下していることが推測されている．しかしながら，小児，特に乳幼児においては，結核感染した後に発病にいたる頻度がそれより上の年代に比して高いこと（**表1**）[1]，感染後発病にいたる時間的な経過が短いこと[2]，さらに発病後は早期に重症化へと進展する例も多いこと，等が知られており，結核感染例を確実に診断し，いまだ発病にいたっていない児に対して発病予防を目的とした治療［潜在性結核感染症（LTBI）治療］を適用することは非常に重要である．

小児期に診断される LTBI 症例は，そのほとんどが感染性を有する結核患者との接触が明らかになった後に適用される接触者健診により診断にいたるが，ほかに BCG ワクチン接種後早期に出現するコッホ現象を契機としても発見される．また，小児においても炎症のコントロールが困難な若年性特発性関節炎，炎症性腸疾患，自己炎症性症候群等の治療に生物学的製剤（TNF 阻害薬等）が適用されるが，このような例では適用前に結核感染の有無を確実に評価し，LTBI に対して発病予防を目的とした治療を適用することが必須である[3]．

2 診　断

結核感染診断の gold standard は存在しないため，①結核感染リスクや感染していた場合の発病リスクを評価する情報，②結核感染診断検査［ツベルクリン反応検査（ツ反）および

表1 初感染の時期（年齢）とその後，発病にいたる頻度

初感染を受けた年齢	発病へといたるリスク（%）		
	発病しない	肺結核発症	粟粒結核または結核性髄膜炎
1歳未満	50%	30～40%	10～20%
1～2歳	75～80%	10～20%	2～5%
2～5歳	95%	5%	<0.5%
5～10歳	98%	2%	<0.5%
10歳以上	80～90%	10～20%	<0.5%

● BCG ワクチン未接種で感染し，結核感染判明後に予防的治療を適用しなかった場合

[Marais BJ et al：The natural history of disease of childhood intra-thoracic tuberculosis：a critical review of the pre-chemotherapy literature. Int J Tuberc Lung Dis **8**：392-402, 2004 より引用]

インターフェロンγ遊離試験（IGRA）] 結果，③ BCG ワクチン接種後にコッホ現象が疑われる例では接種後早期の針痕部局所所見とその推移，等を総合的に評価して，感染の有無（≒ LTBI 治療適応）を判断する．

1 結核感染リスク，感染していた場合の発病リスクを評価する情報

結核患者との接触歴，接触があった場合には結核患者の感染性を評価する情報（咳症状の有無・その期間，喀痰の菌塗抹所見，病型等）や具体的な接触状況（接触があった時期，結核患者との続柄・同居の有無，接触場所・頻度・時間等），さらに感染していた場合の発病リスクを評価する情報（BCG ワクチン接種歴，細胞性免疫減弱にいたる基礎疾患や薬物治療の有無等）を確実に収集する．

2 結核感染の診断検査結果

各年齢層の小児における各感染診断検査法の有効性と限界を理解したうえでの適用，結果解釈が必要である．成人においては結核感染診断を目的とした検査として IGRA がツ反に置き換わって使用されているが，小児，特に就学前の乳幼児においては未発病感染例診断における IGRA の感度不良の可能性が指摘されており[4,5]，これらの年齢層ではツ反および IGRA の 2 つの検査法を併用して適用することが推奨されている．また，BCG 未接種児に対してはツ反発赤径 10 mm 以上を「陽性」とする判定基準をそのまま適用できるので，ツ反を優先する意義がある．

小学生に対しては，IGRA を優先して適用してよいが，必要に応じて（たとえば，結核患者との接触状況から感染リスクが高いと判断されたが，IGRA が陰性であった場合など）ツ反を併用する．また，中学生以上の場合は，成人と同様に IGRA を適用して差し支えない（**表 2**）[6]．**表 3** にツ反検査に基づく結核感染判断の基準を示す[7]．

3 BCG ワクチン接種後早期の針痕部局所所見とその推移

BCG ワクチン接種時にすでに結核に感染している例では通常のワクチン接種後の経過と

表 2　小児における結核感染診断検査の選択

年齢層	適用すべき結核感染診断法
乳幼児（就学前）	ツ反および IGRA の併用を推奨．BCG 未接種乳児ではツ反のみに基づく判断も妥当*
小学生	IGRA を優先，必要に応じて**ツ反を併用する
中学生	IGRA を使用

＊：この年齢層における IGRA の感度不良の可能性も認識して，慎重な感染判断を行う．IGRA 陽性が判明した例に対しては発病の可能性を念頭に置いた慎重な画像的検索を実施する．
＊＊：たとえば，結核患者との接触状況から感染リスクが高いと判断されたが，IGRA 陰性であった場合など．
［厚生労働科学研究（新型インフルエンザ等新興・再興感染症研究事業）「地域における効果的な結核対策の強化に関する研究」：感染症法に基づく結核の接触者健康診断の手引き（改訂第 5 版）〈http://www.jata.or.jp/rit/rj/2014.3sessyokusya1.pdf〉より引用］

表3　ツベルクリン反応検査による結核感染判断の基準

		接触歴*（原則として塗抹陽性）	
		なし	あり
BCG接種歴	なし	硬結径 15 mm 以上 または 発赤径 30 mm 以上	硬結径 5 mm 以上 または 発赤径 10 mm 以上
	あり	硬結径 20 mm 以上 または 発赤径 40 mm 以上	硬結径 15 mm 以上 または 発赤径 30 mm 以上

● "結核感染が考えられる"，"結核感染の可能性が有意に大きい" 有意な反応.
● なお，小児特に乳幼児においてはこれよりも小さい値を基準として用いること
が有用である.
＊：原則として喀痰塗抹陽性患者との接触とする．ただしそれ以外でも感染性と
考えられる患者との接触を含む.
［日本結核病学会予防委員会：今後のツベルクリン反応検査の暫定的技術的基準.
結核 81：387-391, 2006］

異なり，接種後早期（接種翌日〜1週間以内）に，針痕部に強い局所所見が出現することが
知られており，コッホ現象とよばれる．すでに結核菌に対する免疫を有する個体に菌が侵入
した際にみられる局所の防御過程（遅延型過敏反応）の表現と理解されている．わが国では
2005年以降にツ反陰性を確認することなく BCG ワクチンを接種する様式（BCG 直接接種）
が導入されており，コッホ現象が疑われる局所所見の有無に関する慎重な観察の必要性が強
調されている．高松，永井らは針痕部局所所見をその強さにより Grade 1〜6 に分類したう
えで，結核発病が明らかになった例やツ反等の感染診断検査陽性が確認された局所所見の推
移を検討し，おおむね接種後1週間以内の局所所見 Grade に基づくコッホ現象の判定方法
を提唱している（図1）[8]．通常，接種当日に管針に一致した発赤を認めるが，翌日以降，局
所所見は一旦消退，接種後3〜4週間を経て，針痕部の発赤（Grade 1〜2），硬結（Grade 3），
化膿疹（Grade 4），さらに浸出液の漏出や痂皮形成（Grade 5〜6）などの所見が順次出現し，
その後ゆっくりと軽快にいたる．一方，コッホ現象では接種翌日〜3日後の早い時期に
Grade 4〜6 の強い局所所見が出現し，1〜2週間程度持続した後に消退し，通常の局所反応
が出現する時期に再度の反応増強を認めない（図2）．一方で，接種後早期に Grade 2〜3 程
度の反応を認める例もしばしば経験するが，これらの例ではその後速やかに局所所見が軽快
したのち，通常の局所所見が出現する時期に再度の反応増強を認める経過（二峰性の経過）
を取ることが多い.

　接触者健診の対象となった小児については，上記❷-❶の情報（p.32），および❷-❷の検
査結果（p.32）を基に，また，BCG ワクチン接種後にコッホ現象が疑われた小児については，
❷-❸の局所所見および推移（p.32）を基にコッホ現象の可能性を評価し，さらに❷-❷の検
査（p.32）を適応し，あるいは❷-❶の情報（p.32）も収集して，結核感染の有無を評価する.
結核感染の可能性が強く疑われる例に対しては慎重な発病評価を行い，発病例に対しては有
効な発病治療を，未発病と評価された例（≒ LTBI 感染例）に対しては積極的に LTBI 治療
を適応する．なお，小児における LTBI 診断（≒ LTBI 治療適応判断）に際しては，感染が
あった場合の発病・重症化リスク，治療適用時の副作用出現頻度，等も考慮に入れる．すな

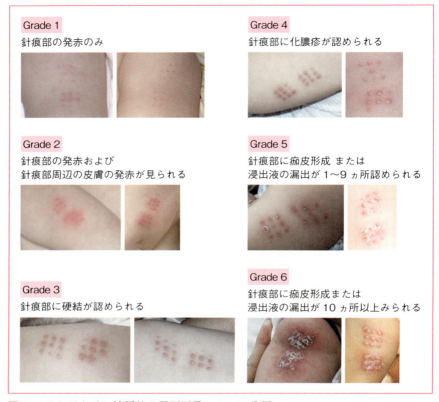

図1 BCGワクチン接種後の局所所見　Grade分類
［永井仁美：コッホ現象の対応について．日小児呼吸器会誌22：30-39, 2011 より許諾を得て転載］

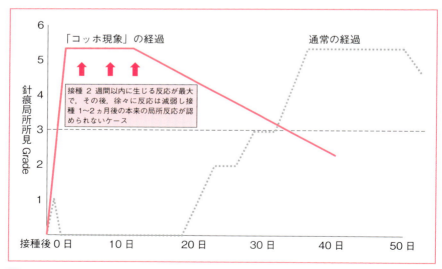

図2 BCGワクチン接種後の局所所見の推移－通常の経過とコッホ現象例－
［永井仁美：コッホ現象の対応について．日小児呼吸器会誌22：30-39, 2011 を基に筆者作成］

わち，発病にいたる頻度が高いことやLTBI治療適応に伴う副作用出現頻度がきわめて少ないこと（ただし，皆無ではない）も考慮に入れ，より積極的な治療適応判断が適当と考えられる．

■ 文　献

1) Marais BJ et al：The natural history of disease of childhood intra-thoracic tuberculosis：a critical review of the pre-chemotherapy literature. Int J Tuberc Lung Dis **8**：392-402, 2004

2) Wallgren A：The time-table of tuberculosis. Tubercle **29**：245-251, 1948

3) J Calzada-Hernández et al：Tuberculosis in pediatric patients treated with anti-TNFα drugs：a cohort study. Pediatric Rheumatol **13**：54, 2015

4) Starke JR：Committee on infectious diseases：Technical Report Interferon-γ release assays for diagnosis of tuberculosis infection and disease in children. Pediatrics **134**：e1763-e1773, 2014

5) 日本結核病学会予防委員会：インターフェロンγ遊離試験使用指針．結核 **89**：717-725，2014

6) 厚生労働科学研究（新型インフルエンザ等新興・再興感染症研究事業）「地域における効果的な結核対策の強化に関する研究」：感染症法に基づく結核の接触者健康診断の手引き（改訂第5版）〈http://www.jata.or.jp/rit/rj/2014.3sessyokusya1.pdf〉（2018年7月5日閲覧）

7) 日本結核病学会予防委員会：今後のツベルクリン反応検査の暫定的技術的基準．結核 **81**：387-391，2006

8) 永井仁美：コッホ現象の対応について．日小児呼吸器会誌 **22**：30-39，2011

Ⅱ. 潜在性結核感染症の診断

2 潜在性結核感染症の診断を躊躇する事例

　インターフェロンγ遊離試験（IGRA）は，接触者における潜在性結核感染症（LTBI）の診断および結核症（発病者）の補助診断を目的として用いられる．つまり，臨床の場では，免疫抑制薬開始前や接触者検診時の測定以外にも結核疑い症例に対して広く用いられている．

　このとき，肺画像所見（呼吸器疾患）を有する症例で肺結核の発病を確認したい（除外したい）場合で，そのとき IGRA 陽性であった場合（本項❶-**1**，p.36）や，免疫抑制薬開始前および接触者検診において IGRA 陽性であったが，胸部 X 線写真で画像上所見を認めた場合（❶-**2**，p.39）には，IGRA 結果の臨床的解釈や方針を悩むことが多いと思われる．

　本項では，種々のケースを想定して参考となる考え方を示した．

❶ 臨床における場面

1 他疾患が疑わしいが，結核症を否定したい場面（主治医判断による測定）

　高齢者（主に呼吸器疾患を有する）や高まん延国出身者など結核既感染のため IGRA 陽性になる人は多いが，画像上の異常は必ずしも結核によるものではない．また，一般的には IGRA 陰性であったら，活動性結核患者中の IGRA の感度は 90％程度なので，結核症の発病ではない可能性が高いと判断できる．

a. 画像検査により結核よりも肺非結核性抗酸菌症を疑う所見であった症例

　性別にかかわらず年齢は 60〜80 歳以上までのケースが多い．肺非結核性抗酸菌症（nontuberculous mycobacteriosis：NTM）が疑われたということは，中葉舌区に粒状陰影があり，気管支拡張所見を伴っていたことが考えられる．

　この場合，NTM 疑いとしてまずは喀痰検査が優先されるべきである．しかし，喀痰検査を指示しても症状がなく，提出されないこともまれではない．菌検査ができない場面で，主治医が結核よりも NTM の可能性が高いと考えていれば胃液よりも気管支鏡検査を考慮するだろう．

　このとき，気管支鏡検査前に IGRA にて補助的な情報を得ることは許容される．もし陽性であれば，結核の可能性を考慮に入れた対応を可能とする（胃液検査）．しかし，既往で結核がわかっていたり，胸部 X 線，CT 検査で石灰化所見などを呈していた場合には，NTM よりもまずは活動性結核の否定あるいは再燃も考慮して胃液を含めた菌検出に努めることが望ましい．この場面では IGRA 検査陽性は活動性結核か否かの判断に寄与しないが，陰性であれば発病の可能性は高くないと判断できる．このとき，最も行ってはいけないのが，結核の可能性を考えずに画像のみで NTM と臨床診断し画像を経過観察することである．NTM と同様の結節・気管支拡張型（NB 型）の画像を呈する結核症例は，近年の診断の遅れの原因のひとつとなっている．60〜70 歳台の結核既感染率から考えればまだ油断できない状況であることを忘れてはならない．

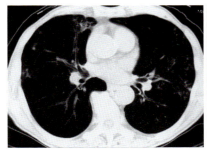 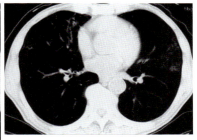

図 1　NB 型の所見を呈した肺結核の 1 例
症例は 70 歳台女性.

　図 1 は近医にて *M.avium* complex 感染症（MAC 症）だろうといわれて数年前から無治療経過観察されていた症例である．喀痰は出ず検査していなかったが，陰影がやや増悪し咳が出てきたことから当院紹介となった．画像は NB 型の所見であるが喀痰検査にて結核菌陽性であった．画像は NB 型であっても，菌検査を行い NTM が 2 回同定されるまでは抗酸菌疑いとして対応する必要がある．菌検査ができない場合には，IGRA を行うことは許容されるだろう．また，わが国で頻度の高い MAC 症に対する補助検査であるキャピリア MAC も有用となる（特異度は高いが，感度がやや低いことに注意が必要である）．

　IGRA 陽性であったが，のちに菌検査により MAC 症と診断された場合には，明らかな最近の接触歴や高リスクがなければ結核は既感染として NTM の経過観察を行うことになる（本項❶-1-c, p.37 と同様）．経過観察中に陰影が増悪した場合には喀痰検査を行う．わが国は，結核中まん延国であり，MAC 症は高まん延状態にあると考えられるため，わが国の医師は両者をみる機会がある（高齢者では罹患率が高い）ということを常に認識しておく必要がある．

b. 気管支拡張症にて他院で長期経過観察されていたが，転居に伴い紹介された症例

　気管支拡張症に矛盾しない所見であっても，わが国で頻度の高い NTM は疑わなければならない．

　前医情報などで最近の菌情報がなければ，一般細菌と抗酸菌検査を複数回行うことが望まれる．このときに必要なのは菌検査であり IGRA は不要である．NTM 疑いとして特に MAC 感染を考慮してキャピリア MAC 検査を行うことは問題ない．

　もしも IGRA が行われ，陽性であった場合には❶-1-a (p.36) と同様に結核の発症がないか確認するが，最近の感染がない場合，透析や生物学的製剤投与の予定がなければ過去の感染として LTBI 治療は不要と判断する．

　図 2 は，気管支拡張症経過観察中に結核を発症した症例である．症状があっても，喀痰検査は長期間行われていなかった．IGRA が重要であったのではなく，経過観察中の定期的な喀痰検査，症状増悪時の追加検査が必要という点を強調したい．

c. MAC 症と診断されている症例

　基本的に MAC 症と診断されている症例で IGRA は不要である．もしも採血されて IGRA 陽性であっても，結核発病リスクがなければ LTBI 治療は行わない．また，まれであるが採血のタイミングが MAC の標準治療前後であった場合は，MAC の標準治療が LTBI の治療

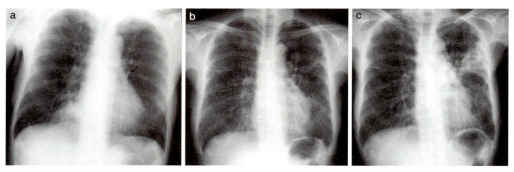

図2　気管支拡張症経過観察中に結核を発症した症例
a：2011年7月，b：2014年4月，c：2015年1月
bで左上肺野陰影が出現し，診断時には増悪を認める．

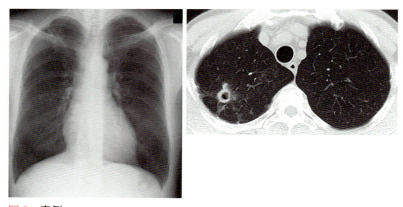

図3　事例
右S1に散布陰影を伴う空洞性病変を認める．

を含んでいる［リファンピシン（RFP）治療4ヵ月］ため，改めてLTBI治療を行う必要はない．

　播種性のNTM病態において抗IFNγ抗体陽性播種性非結核性抗酸菌症という比較的新しい疾患概念がある．この場合，理論的にQFTは陽性コントロールが陰性で判定不可となるため，補助診断として有用である[1]．一方，T-スポット®．TB（T-SPOT）は判定不可とならないはずであるが，筆者は判定不可となった1例を経験している．これまでにわが国で経過中の結核発症は報告されておらずエビデンスはないが，T-SPOTが陽性であった場合には免疫抑制状態と考え，LTBI治療を考慮する．

　MAC以外の非結核性抗酸菌症のうち M. kansasii, M. szulgai などはCFP-10，ESAT-6などの抗原を持つためにIGRAが陽性になることが知られている．これらの肺NTM症は空洞を呈することが多く，治療適応となることも多いため，IGRA検査追加の臨床的意義はない．

■事例：40歳台，男性．胸部X線写真で空洞あり（図3），IGRA陽性

- 検診発見で他院受診．BF検体で塗抹陽性PCR-TB陰性だったがIGRA陽性のため結核の治療を勧められた．当院受診されたが菌培養結果を待ったところ，培養陽性となり M. kan-

sasii であった．初期の IGRA 検査が方針判断に悪影響を及ぼしたことになる．

d. 肺結核後遺症の疑われる陰影を認める症例

　既往があれば追加の LTBI 治療が発病を抑制するというエビデンスはないため，IGRA は行わない．施行済で陽性であった場合には結果に影響されず既治療例として扱う．しかし，最近の菌情報がない場合（特に咳を訴えている場合）には喀痰検査で活動性の結核があるのか判断が必要であるし，過去の画像所見は重要な情報となるため，できる限り取り寄せて比較検討する．いずれにしても優先されるべきは喀痰検査となる．

　既往がなく，画像で肺結核後遺症を疑う所見の場合で IGRA が陽性であり，喀痰検査陰性であった場合，画像検査の陳旧性結核らしさによって既感染かの判断が分かれるだろう．たとえば肺門部などに石灰化病変があれば陳旧性結核らしさを示唆する．しかし肺尖部の線維化病巣の非活動性結核所見は結核発症リスクが高いとされており[2]，LTBI 治療を考慮すべき状況である．またこのとき上記と同様に真に活動性がないかどうかを確認する必要があり，CT 検査，過去の画像所見との比較が必須である．LTBI 治療を行わない場合は定期的な画像，喀痰検査フォローを行うことが望ましい．

e. アスペルギルスの症例

　過去の既往があれば既感染としての対応で問題ない．既往が不明であれば，画像所見からはまずは❶-❶-d（p.39）と同様に対応する必要がある．IGRA が行われて陽性であった場合には，既感染として扱うが喀痰検査も行われる必要がある．結核治療後のアスペルギルス症で，経過中に陰影の増悪があり，アスペルギルス症や一般細菌による増悪が疑われていたが，実は結核の再燃であったという症例がある．この場合も喀痰検査による同定が必要であった，ということになる．IGRA が陰性であれば活動性結核の可能性は低いと考えられるため，参考として用いることはできる．

❷　接触者検診や免疫抑制薬開始前の測定で IGRA 陽性である場面

a. 胸部 X 線で抗酸菌疑いだった症例

　接触者検診として IGRA が行われ陽性であったために紹介となった症例が，胸部 X 線画像で抗酸菌症疑いであった場合は，LTBI 治療は行わず積極的に菌検索を行うべきであり，病変評価の CT も併せて行う．これは結核を発病している患者への LTBI 治療は INH 耐性をつくるリスクがあるためである．十分な評価により発病が否定されれば LTBI 治療を行い，疑いの状況であれば定期的な画像検査，喀痰検査によりフォローを継続する．

　胸部 X 線で陰影がなくても咳を自覚している場合には喀痰検査を行う．微小病変や気管支結核により菌陽性となることがある．喀痰検査に加えて，CT 検査まで行うかは臨床医の判断となる．CT を行えば微小病変の否定も可能で LTBI 治療に移行できるメリットがある（さらに喀痰培養結果を待ってからでもよい）．IGRA 陽性例へ全例 CT を施行するメリットに関してはエビデンスは十分でない．

b. 接触者で IGRA 陽性であったが，MAC 症として経過観察されている症例

　❶-❶-c（p.37）の記載のとおり MAC 症と診断されている症例に対する IGRA 検査は不要であるが，最近の接触で IGRA 陽性であった場合，MAC 症は無治療経過観察されることも多く，一方で長期多剤併用療法が導入されている症例もある．無治療経過観察中で喀痰検査がしばらく行われておらず，陰影の進行が疑われる場合には結核の合併も疑い喀痰検査を

行う（接触歴から発病リスクも勘案する）．このとき遺伝子検査も含めて行うことが望ましい．
経過，喀痰検査から結核の発病がなければ，年齢，合併症などを考慮して LTBI 治療を行う
ことは問題ない．LTBI 治療を行わずに経過をみる場合は，画像判断が困難であることを念
頭に定期的な X 線および喀痰検査を行う必要がある．クラリスロマイシン（CAM），
RFP，エタンブトール（EB）を含む多剤併用療法中であった場合には，追加 LTBI 治療は
不要であるが，経過を確認し接触時期と治療開始時期，内服状況を確認する必要がある．接
触後に内服が継続されていること，確認から 4 ヵ月以上の内服であること，投与量が十分で
あることを確認する．それ以外であれば通常の LTBI 治療を考慮する．

c. 接触者で IGRA 陽性であったが，アスペルギルス症にて経過観察されている症例

　結核治療の既往があれば LTBI 治療は不要である．接触経過から発病も否定できない場合
かつ症状や陰影の悪化があれば喀痰検査を行う．既往がなく，COPD に合併したアスペル
ギルス症などでは LTBI 治療を行うことに問題はない．イソニアジド（INH）が使えず RFP
を使用する場合には，RFP の相互作用によりアゾール系抗真菌薬の血中濃度が下がること
を知っておく必要がある．

　IGRA 評価や方針に悩む場面を想定し，各場面での対応の考え方について記載した．ほか
の呼吸器疾患の場合でも考え方の基本として参考として扱うことは可能と思われる．実臨床
ではどちらとも判断がつかない場面にも遭遇するため，本項の内容は絶対的な判断基準とは
いえないことに留意いただきたい．

■ 文　献

1) Hase I et al：Patient ethnicity and causative species determine the manifestations of anti-interfer-
on-gamma autoantibody-associated nontuberculous mycobacterial disease：a review. Diagn Microbi-
ol Infect Dis **88**：308-315, 2017

2) E. Groth-Petersen et al：Epidemiological basis of tuberculosis eradication in an advanced country.
Bull World Health Organ **21**：5-49, 1959

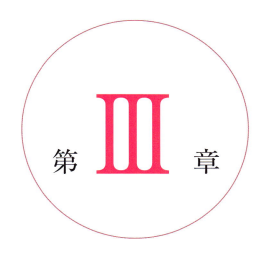

第III章 潜在性結核感染症の治療

III. 潜在性結核感染症の治療

1 潜在性結核感染症の治療（総論）

1 イソニアジド等による治療の有用性に関する研究成果

潜在性結核感染症（LTBI）の治療については，結核感染者（未発病者）に対して抗結核薬を投与して発病を防ぐ試みと表現されているが，その感染を知る検査としては，以前はツベルクリン反応検査（ツ反），最近ではインターフェロンγ遊離試験（IGRA）が行われている．発病を知る検査としては，喀痰そのほかの検体の抗酸菌塗抹，培養，核酸増幅法検査，および単純X線検査および身体所見が通常行われ，最近はCT検査も行われるようになった．

LTBI治療の有用性を知るための研究においては，感染の診断には，①ツ反，②IGRA，③単純X線画像検査での非活動性結核性陰影の3とおりが用いられ，発病を知る検査には，喀痰抗酸菌塗抹，培養，核酸増幅法および単純X線検査が用いられている．

LTBI治療の有用性についての報告は1950年代から広く行われ，最近では，イソニアジド（INH単剤），リファンピシン（RFP単剤），INH＋RFP，INH＋リファペンチン（RPT），のLTBI治療の有用性の総説が報告されている[1,2]．その総説[1]にあるメタアナリシスでのそれぞれの薬剤の有用性を表1に示す．発病の危険が0.5倍になる，ということは，半分に減るだけであり，その有用性については，意外に低いと思われるかもしれない．IGRAが一般に使用できるようになった2010年以前のわが国ではツ反による感染診断が行われ，BCG接種後のツ反による結核感染診断の不確かさのため，非感染者の多くもLTBI治療の対象となり，LTBI治療を行ったものからの発病者が少なかった，という可能性が指摘されている．

一方，最近のわが国ではCT検査が広く用いられるようになっており，それによって，LTBI治療のエントリー時の単純X線ではわからない発病の早期診断が行われている[3]．IGRAとCT検査の組み合わせによる接触者に対する感染と発病の早期診断は，わが国のほか，台湾，韓国からも報告があるが，それによって明らかに発病がない，とされた者に対して，LTBI治療を行わなかった場合と行った場合のその後の発病率の研究はない．LTBI治

表1 さまざまな潜在結核感染治療と無治療もしくはINH投与における発病予防効果と有害事象の肝障害の比較対照試験のメタアナリシス

比較群	検討した潜在結核感染治療	その後の結核発病頻度	肝障害
プラセボ	INH 6ヵ月	0.61 （0.48-0.77）	0.99 （0.42-2.32）
プラセボ	INH 12〜72ヵ月	0.53 （0.41-0.69）	0.59 （0.23-1.55）
プラセボ	RFP 3〜4ヵ月	0.48 （0.26-0.87）	データなし
プラセボ	RFP と INH 併用 3〜4ヵ月	0.52 （0.33-0.84）	データなし
INH 6ヵ月	RFP3〜4ヵ月	0.78 （0.41-1.46）	0.03 （0.00-0.48）
INH 6ヵ月	RFP と INH 併用 3〜4ヵ月	0.89 （0.65-1.23）	0.89 （0.52-1.55）
INH 6ヵ月	RPT＋INH 週1回 3ヵ月 *	1.09 （0.60-1.99）	1.00 （0.50-1.99）
INH 9ヵ月	RPT＋INH 週1回 3ヵ月	0.44 （0.18-1.07）	0.16 （0.10-0.27）

● 肝障害およびその後の結核発病頻度は比較群と比較してのオッズ比で示し，（）内は95％信頼区間である．
＊：HIV陽性者のみである（文献1より）．

療を行った場合の発病者は出ていないとするわが国の報告[3]については，もともと CT 検査まで行って明らかに発病がない者については，もとより発病の危険が低いのかもしれず，LTBI 治療がきわめて有効なのかもしれないが，その実態についてはよくわかっていない．

② 現在の治療レジメン

　現在のわが国で使用されているレジメンは，INH の 6 ヵ月もしくは 9 ヵ月服用が通常で，有害事象や感染源が INH 耐性の場合など INH が使用できないときに RFP 4 ヵ月服用が使用されている．INH と RFP 両剤が使用できない場合の LTBI 治療については，わが国では勧告がない．INH 6 ヵ月，RFP 4 ヵ月の有用性は，**表 1** のとおりであるが，肝障害の頻度は RFP のほうが INH より有意に低く，また米国においては，INH の重篤な肝障害の報告があり[4]，INH よりも RFP を優先して用いるべきである，という論者もいる．わが国においても，INH 投与中に入院を必要とする肝障害は起こっており[5]，日本人においても RFP の方が肝障害が少ない，との報告[6]もあり，INH の肝障害の頻度の比較検討が必要である．また，6 ヵ月治療に比して 3～4 ヵ月治療の方がアドヒアランスの点から有利[2]という議論もある．

　一方，既発病例に対する LTBI 治療，あるいは，不規則内服などの不適切な使用により LTBI 治療が失敗した後の発病例といった耐性獲得の危険がある．結核症を発症したときには INH 耐性獲得例で RFP，ピラジナミド（PZA），エタンブトール（EB）ともう一剤［レボフロキサシン（LVFX）あるいは注射薬］による 9 ヵ月治療でほぼ確立している．

1 RFP 耐性獲得例

　現在のところ注射薬使用も通常併用されており，INH 耐性例より困難となる．INH および RFP がいずれも用いられない場合については，感染源の感受性検査により EB，LVFX などのニューキノロン系薬，PZA，エチオナミド（ETH）などが LTBI 治療の候補になるが，わが国の指針では勧告する記載がない．米国では HIV 陽性など発病のリスクが特に高い多剤耐性結核接触者において，上記薬剤の 1，2 剤を用いた LTBI 治療についての言及があるが，INH や RFP と異なりエビデンスは明確ではない．発病のリスクが高くない場合は経過観察することも選択肢となっておりわが国では CT も含む画像の経過観察が多いと推定される．

2 INH6 ヵ月服用と 9 ヵ月服用の違い

　かつてはわが国では英国と同じく 6 ヵ月服用のみであったが，米国は 9 ヵ月服用を行っており，国際結核連合（IUAT）の線維性陰影での研究では，6 ヵ月より 9 ヵ月のほうが発病予防効果が約 10％高く 6 ヵ月より 9 ヵ月までの延長は発病予防効果を高めるのによいのではないか，という議論があり，9 ヵ月まで延長することを可としたもので，免疫抑制宿主だから 9 ヵ月まで延長が必要，という議論はされていない．また，HIV 陽性者で INH 36 ヵ月のトライアルが行われ，INH 6 ヵ月に比して「発病抑制効果がある」という報告と，「違いはない」という報告があるが，発病抑制効果があるとの報告は結核感染の危険が高い国での

ものであるため，再感染に伴う発病抑制によるものの可能性もあり，わが国において免疫抑制治療を継続するがゆえに，INH の長期投与を行うことについては，現在のところはっきりした根拠はないと思われる．

3 わが国では用いられていない治療レジメン

英国では INH＋RFP の 3～4 ヵ月治療が，米国では INH＋RPT の対面服薬確認下での週 1 回 12 回治療が可能である．INH+RFP は以前わが国では塗抹陰性結核治療レジメンとして承認されていたもので，その際には 6 ヵ月治療が標準であったが，LTBI 治療では 3～4 ヵ月となっている．

3 LTBI 治療前にチェックすること

LTBI 治療前にチェックすべき項目としては以下のものがある．

1 発病の有無

問診，身体所見と胸部 X 線検査は必須である．咳，痰がある場合および胸部単純 X 線検査で所見がある場合は，喀痰抗酸菌塗抹，核酸増幅法および培養検査を行う．胸部 CT 検査については，①単純 X 線検査で所見がある，症状がある，②免疫抑制宿主で LTBI 治療となる，③接触者検診，④接触者のなかに発病者がすでにいるような感染源患者の感染性が高い結核の場合，は必要と考える．

接触者検診時点ですでに多数の二次感染発病者を有する感染源の感染性が高い例における接触者での CT 検査有所見例の 1 例（菌陰性）を図 1 に，別居の家族が塗抹陽性結核を発病し接触者検診時点で咳痰があり CT 検査と喀痰胃液検査を行い喀痰培養陽性となった症例の CT 所見を図 2 に示す．

接触者だが症状，感染源の感染性から発病がそれほど疑われていない場合については，日本結核病学会では CT 検査を推奨はしてはいない．胸部単純 X 線検査や CT 検査など画像

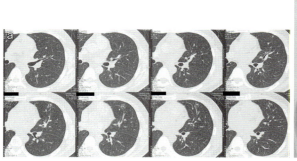
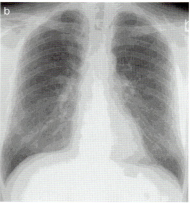

図 1　大規模集団感染事例の接触者で IGRA 陽性例．菌陰性

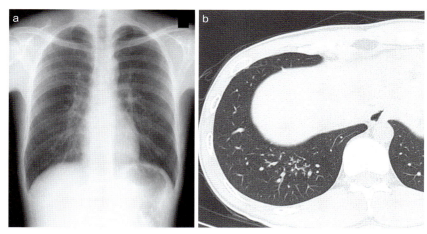

図2 別居の父が結核．本人も喀痰検査で培養陽性

検査で異常がある場合は，いかなる異常であっても痰を出せるときは，喀痰抗酸菌塗抹，培養，核酸増幅法検査を行い活動性結核を否定する．また，画像検査で石灰化など陳旧性結核所見が発見された場合は，免疫抑制宿主で発病予防するときは当然 LTBI 治療となるが，接触者で新たな感染のため発病予防のための LTBI 治療を考えていた場合，陳旧性陰影があるということは，感染からある程度時間がたっていることを意味する．そのようなときに LTBI 治療をするかどうかについては定説はなく，可能であれば専門家の意見を尋ねたほうがよい．

また，喀痰検査で塗抹，核酸増幅法陰性だが画像検査で活動性結核かどうか判断に迷う画像がある場合は，肺結核の診断の通常の方法として，胃液の塗抹，培養検査を行う．なお胃液の核酸増幅法検査を喀痰と同じ月に行うと保険診査で査定される危険がある．画像上の疑いの程度によるが，場合によっては気管支鏡検査を実施し検体を採取する．画像上活動性結核か判断に迷う例では喀痰胃液検査で培養陰性を確認するまでは，LTBI 治療は行わない．培養陰性を確認の後は，可能であれば専門家の意見を尋ねたほうがよい．

2 肝障害の有無

現在，LTBI 治療に用いられている薬は，INH および RFP であるが，いずれも肝障害の頻度が高い薬である．よって，肝炎，肝硬変をすでに発病している際には，LTBI 治療を行えない場合があり，少なくとも，専門的な医療機関への紹介が望ましい．

3 INH による末梢神経障害のハイリスクの有無（低栄養，妊娠，糖尿病，腎障害）

INH の有害事象として，末梢神経炎，視神経障害が挙げられるが，低栄養，妊娠，糖尿病，腎障害など末梢神経障害が起こりやすい状態の場合は，ビタミン B_6 を併用投与する．

4 血算

INH もしくは RFP により無顆粒球症が起こることがまれにある．結核治療中の頻度は

0.1％弱という報告があるが，きわめて少ないとはいえベースラインの値を知っておくことは必要である．また，RFP の有害事象として，血小板減少が起こることがありベースラインは必要である．

5　腎障害の有無

INH および RFP の有害事象として，まれに腎障害が起こることがあるのでベースラインが必要である．

6　痙攣の既往の有無

INH の有害事象として痙攣があり，慎重投与となっている．

7　併用薬剤

INH の薬剤相互作用としては，①水酸化アルミニウム製剤で INH の血中濃度が減少する，②カルバマゼピン（CBZ），フェニトイン（PHT）の血中濃度が上昇することがある，③ワルファリンの作用が増強することがある，④レボドパ（L-dopa）の作用が減弱する，⑤イトラコナゾール（ITCZ）の血中濃度が低下することがある，等が報告されているが，併用禁忌薬はない．

RFP は CYP3A4 をはじめとする肝薬物代謝酵素，P 糖蛋白を誘導する作用があり，多くの薬剤との相互作用が報告されている．**表2**に示したとおり併用禁忌薬は多く，禁忌の併用薬剤が必須の場合は LTBI 治療を行わず経過観察するか，RFP の同系統薬のリファブチン（RBT）が候補に挙がるが，RBT は LTBI 治療での効果についてのエビデンスがなく適応薬剤になっていない．RFP は併用注意薬も多いが，結核発病のハイリスクである，HIV 陽性者，移植後および免疫抑制治療中の者については Ⅲ章-3-A「結核発病リスクが高い人に対する治療」（p.55），の項を参考にされたい．それ以外の併用注意薬としては，てんかん治療の PHT，CBZ，ラモトリギン（LTG），精神科薬のハロペリドール，ブロムペリドール，強心剤のジギタリス，テオフィリンなど（いずれも血中濃度が低下する）は血中濃度測定にて，ワルファリンはプロトロンビン時間（効果が減弱するので 2〜3 倍量投与を行いプロトロンビン時間測定で調整する）にて投与量の調節が必要となる．そのほか，頻用される薬としては，不整脈薬（キニジン硫酸塩水和物やメキシレチン塩酸塩，β遮断薬等多い）や血管拡張降圧薬（カルシウム拮抗薬など），脂質異常症薬，制吐薬，副腎皮質ホルモン合成阻害薬等が多いので RFP を使用する際には必ず併用薬剤をチェックする必要がある．

表2　RFP 併用禁忌薬

- タダラフィル，マシテンタン
- プラジカンテル
- チカグレロル
- ボリコナゾール（VRCZ）
- 抗 C 型肝炎ウイルス薬（テラプレビル，シメプレビルナトリウム，ダクラタスビル，アスナプレビル，バニプレビル，ソホスブビル，レジパスビル/ソホスブビル合剤，オムビタスビル/パリタプレビル/リトナビル合剤，エルバスビル，グラゾプレビル）
- 抗 HIV 薬［インジナビル（IDV），サキナビル，ネルフィナビル（NFV），ホスアンプレナビル（FPV），アタザナビル（ATV），リルピビリン，エルビテグラビルまたはコビシスタットを含有する製剤］

4 有害事象

1 INH

　肝障害が最も頻度が高く，LTBI 治療を中止する理由のほとんどを占める．ほかに胃腸障害，末梢神経障害，間質性肺炎，無顆粒球症，腎障害，痙攣，視神経障害，アレルギー等が有害事象として知られているが薬を中止することはほとんどない．肝障害の頻度は若年者では少なく，中高年で増加する．

2 RFP

　肝障害，特に高齢者では胃腸障害，腎障害，白血球減少，アレルギーなどが知られている．

3 薬を中止するとき

　副作用発生時，肝障害以外で薬を中止しないといけないことは少ない．肝障害の場合，症状があれば AST/ALT が 100 以上あるいは正常値の 3 倍以上となったら，使用中の INH もしくは RFP を中止する．症状がない場合は AST/ALT が 200 以上あるいは正常値の 5 倍以上となったら中止する．中止後改善した場合，筆者は INH 中止後は RFP に変更して使用することを勧めるが，本人の意志により薬を使わず経過観察となることもある．INH を中止後 RFP を使用した場合の使用期間については，INH を 3 ヵ月使用して中止した場合，残りの期間の RFP については 2 ヵ月使用としている．

5 LTBI 治療中の定期受診

　定期受診は，有害事象の発見のためおよび発病の発見のために行われる．有害事象としては，成人の場合は肝障害の頻度が最も高く，血液検査の頻度については定説はないが月 1 回程度でよいと考えられる．発病のチェックは，発熱，リンパ節腫脹など症状の有無のチェック，胸部 X 線検査で行う．胸部 X 線の頻度については，LTBI 治療中の発病の頻度がさほど高くないので，接触者検診での胸部 X 線による発病チェックと同じく 6 ヵ月に 1 回でもよいが，副作用チェックの受診で来ているので，筆者は 3 ヵ月に 1 回は胸部 X 線チェックをしている．

6 LTBI 治療中の定期以外の受診

　INH，RFP 投与中の肝障害の症状は，胃腸障害と同じであり，食思不振，嘔気，嘔吐である．定期の受診でみつかることが多いが，胃腸障害時には，肝機能検査を行うため定期受診の合間に悪化した場合も受診することを勧める必要がある．そのほか，アレルギーが重篤となることは少ないが，皮疹などアレルギー症状がある場合も，定期受診の合間に悪化した場合は受診することを勧める．

7 LTBI 治療後発病の診断

　LTBI 治療の効果が 100％ではないので，LTBI 治療後発病する場合もある．抗結核薬投与後の胸部 X 線の要否については，接触者の場合は保健所の管理検診判断に従い，そのほかのハイリスクで通常受診している場合は，6ヵ月ないし1年ごとの胸部X線検査を続ける．また，結核発病の際の症状としては，胸膜炎，肺結核などが多いので，発熱，咳2週間以上，痰2週間以上，血痰時は，風邪と思われても病院受診・検査を勧める．

> **COLUMN**
>
> 　米国では，リファペンチン（RPT）と INH を週1回使用し12回の投与で治療を終了するという LTBI 治療が行われている[7]．その効果は，INH 使用に比して非劣性が報告され，服薬確認を確実にするという点で優れた方法として，米国の LTBI 治療のレジメンのひとつに採用されている．

■ 文　献

1) Fujikawa A et al：Tuberculosis Contact Investigation Using Interferon-Gamma Release Assay with Chest X-Ray and Computed Tomography. PLoS One **9**：e85612, 2014

2) Getahun H et al：Management of latent *Mycobacterium tuberculosis* infection：WHO guidelines for low tuberculosis burden countries. Eur Respir J **46**：1563-1576, 2015

3) Kahwati LC et al：Primary Care Screening and Treatment for Latent Tuberculosis Infection in Adults：Evidence Report and Systematic Review for the US Preventive Services Task Force. JAMA **316**：970-983, 2016

4) Centers for Disease Control and Prevention（CDC）：Severe Isoniazid-Associated Liver Injuries Among Persons Being Treated for Latent Tuberculosis Infection – United States, 2004-2008. MMWR **59**：224-229, 2010

5) 伊藤邦彦ほか：イソニアジドによる潜在性結核治療の肝障害．結核 **81**：651-660，2006

6) 伊藤邦彦：リファンピシンによる潜在性結核感染症 治療における肝障害．結核 **91**：509-513，2016

7) Pease C et al：Efficacy and completion rates of rifapentine and isoniazid（3HP）compared to other treatment regimens for latent tuberculosis infection：a systematic review with network meta-analyses. BMC Infect Dis **17**：265, 2017

III. 潜在性結核感染症の治療

2 潜在性結核感染症の服薬支援

1 日本版 21 世紀型 DOTS 戦略

わが国では 2000 年以降に主に塗抹陽性患者を対象とした日本版 21 世紀型 DOTS 戦略（日本版 DOTS）の試行がはじまり，その成果が認められて，2004 年に厚生労働省健康局結核感染症課長通知「結核患者に対する DOTS（直接服薬確認療法）の推進について」が発出され，活動性結核患者を対象とした服薬支援が全国的にはじまった．日本版 DOTS は必要に応じて患者の目前での直接服薬確認も用いる包括的な服薬支援であり，患者の状況によって外来，訪問，連絡確認の方法が選択される．2015 年 5 月の同通知の一部改正において，結核患者のみならず，潜在性結核感染症（LTBI）の治療を要する者も服薬支援の対象とすることになった．2015 年 10 月に厚生労働省が実施した DOTS 実施率の全国調査[1]では，活動性結核患者の実施率が平均 87.5％であったのに対して，LTBI 治療を要する者では 76.4％であり，服薬支援が十分に行えていないことも明らかとなった．この結果を踏まえ，2016 年の「結核に関する特定感染症予防指針」の改正において，患者の生活環境に合わせて服薬確認を軸とした患者支援等を推進することが示されたのに加えて，特に，LTBI においては，発症を予防し将来の患者を減らすため，確実な治療を行うことが必要とされた．

LTBI の服薬支援（地域 DOTS の実施について）の流れは図 1[2] のとおりである．入院を必要としない結核患者や LTBI 治療を要する者では，多くの場合で診断と同時に治療がはじまるため，主治医から確実な服薬の必要性については十分な説明が望ましく，患者の服薬支援に対する理解が得られ次第，速やかに保健所を含めた関係機関と連携した支援体制を確立することが望ましい．

2 服薬支援の必要性

結核の感染と発病との違いは一般の人には理解しにくい．さらに，LTBI 治療は，症状がないために内服が軽視され，十分な理解が得られないと飲み忘れが多くなりがちである．患者に結核の知識や服薬の重要性を伝える教育指導は重要であり，保健所の保健師が服薬を忘れないような工夫の紹介や確実な服薬のための支援を行っている．

3 禁煙指導

喫煙は，結核感染，結核発病，重症化の明らかな危険因子であることが明らかになっている．そのため，LTBI 治療開始者に対して，必ず本人の（受動喫煙の観点から同居家族についても）喫煙歴を確認し，LTBI の治療効果を高めるために喫煙者には禁煙支援を同時に行う必要がある．禁煙支援については，『日本版結核患者禁煙支援マニュアル（第 1 版）』[3] を整備している．

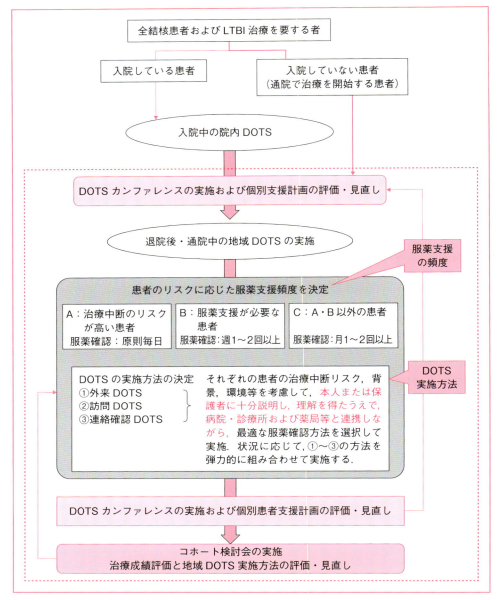

図1 地域 DOTS の実施について
[日本版 21 世紀型 DOTS 戦略推進体系図:平成 28 年 11 月 25 日「結核患者に対する DOTS(直接服薬確認療法)の推進について」の一部改正について(結核感染症課長通知)〈http://www.mhlw.go.jp/file/06-Seisakujouhou-10900000-Kenkoukyoku/16112501.pdf〉を基に筆者作成]

4 保健所の役割

　感染症法 53 条の 14 には,家庭訪問による服薬支援および必要な指導を行うこと,その第 2 項には,必要な場合には保健所長は服薬支援の依頼ができることが明記されている.つまり,保健所には主治医と同様に患者の確実な服用に関する責務があり,主治医と連携してい

くことが求められている．

　服薬支援の依頼先は**図2**のとおりで患者の身近な服薬支援者である．患者を診察治療し，処方せんを交付する等の医業は，あくまでも医師が行うものであることから，服薬支援者は患者の服薬を見届けあるいは見守る者である[2]．外来治療中に服薬に問題があると判断された場合などは，服薬支援者はただちに保健所に連絡し，保健所は早急に家庭訪問を行い，主治医に連絡するなど早期対応を行っている．

　服薬支援の実施においては，治療開始時に，服薬支援計画を策定（**図1**）[2]する．保健師だけでなく患者の最も身近で有用な支援者が服薬支援を行う場合は，患者，支援者，保健師と共に最も適切な支援方法を検討する．その場合においても保健所はDOTSカンファレンスをとおしてその調整役を担っている．

　生物学的製剤投与前の感染診断の結果，LTBI治療の対象となった場合は，持病や合併症の内服管理もあるため，かかりつけ薬局の薬剤師によるサポートも有効と考えられる．

　また，保健所が窓口になってサポートできるような仕組みを整えている自治体も増えている．保健所で治療が終了した患者に対してコホート検討会を実施し（年1～2回），一定期間治療を開始した患者集団の治療成績や支援に関する評価を行っている．

5　服薬支援の実際

1　保健所のDOTSの取り組み

　関節リウマチなどの生物学的製剤導入前のLTBI治療に対するDOTSの取り組みの報告[4]では，地域の整形外科医との定期的なカンファレンスをとおして，服薬支援に必要な専門知識，最新情報の共有を行っている．具体的なDOTSの方法は，①発生届を受理した当日に初回面接のアポイントを取る，②届出から3日以内に初回面接を行う，③アセスメントに応

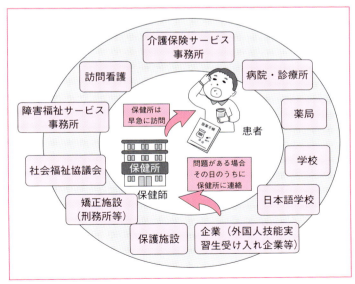

図2　服薬支援の依頼

じた方法，頻度で，治療終了まで対面式面接を行うことである．対面式面接は，患者にとって都合のよい場所（たとえば受診時の医療機関や保健所など）に保健師が訪問するもしくは患者に来てもらう．

最も確実な服薬確認は，服薬支援者の目の前で内服してもらう方法であるが，患者の都合に応じて，内服済みの薬殻を残してもらい数える，残薬を数える，患者自身が服薬した日をチェックした服薬（DOTS）手帳の確認，患者に（飲めなかった場合も正直に）自己申告してもらうなど，服薬したことが推定される状況を支援者が確認する．電話のみで月1回聴取する方法では患者の表情や服薬の状況は不明確であるため，必ずほかの方法を組み合わせることが必要である．

2 服薬（DOTS）手帳

服薬（DOTS）手帳は，連携服薬手帳，地域連携クリティカルパス手帳，DOTSノート等の名称で自治体ごとに地域連携を踏まえて独自に作成されており，活用が有用である．主治医（や支援者）のサインや励ましの一言を添えることは，患者の治療継続の動機付けにもなる．服薬手帳には結核の知識，公費負担制度，薬の種類や副作用，日々の服薬の記録，医療機関や保健，薬局なども支援内容が記載されている．DOTSカンファンレスが開催できない場合は，手帳に記載し共有することや個別の連絡等でもよい[2]とされている．

3 リスクアセスメント

患者の治療中断リスクについては，結核患者に準じて評価を行う．表1[5]に示したリスク項目のうち，リスクがひとつでもある場合は月1～2回の支援では確実な服薬の確保は難しい場合がある．患者のリスクに応じた支援頻度について，患者の生活環境を考慮したうえで医療機関と保健所で検討しDOTSカンファレンス等で決定する際に用いる．

4 LTBI治療の支援に関して問題が発生した実際の事例

■事例1：42歳，女性．関節リウマチ治療の免疫抑制療法導入前検査でIGRA陽性，LTBI治療を開始

●INHで治療開始し157日目で医療機関を変更したが，公費負担が使われなかった．外来通院の場合は，公費負担申請により6ヵ月承認されれば医療機関を変更した場合でも，医療

表1　リスクアセスメント項目

- 結核の認識が乏しい者
- 収容施設等に滞在する者
- 生活就労不安定者
- 外来通院困難者
- 精神疾患・認知症・依存症等の合併症がある者
- 治療中断歴がある者
- 改善が遅い結核症の場合
- 結核治療中に臨床的悪化のある場合
- 抗結核薬に副作用がみられる場合
- 難治性の結核症（耐性・重症・合併症）の場合

［日本結核病学会エキスパート委員会：地域DOTSを円滑にすすめるための指針．結核 **90**：527-530，2015 より引用］

機関（ただし，結核指定医療機関）変更届を出すことで公費負担継続が可能である．

■事例2：32歳，男性．接触者健診でIGRA陽性，LTBI治療開始となったがDOTS面接を拒否し中断

• 初回面接では保健師の受け入れ良好と思われたが，仕事多忙を理由にDOTS面接を拒否するようになり，最終的には受診も中断してしまった．中断の理由は，「症状がないから飲まない」ということであった．初回面接で治療の理解や保健師の受け入れが良好な場合であっても，特に症状がなければ時間の経過と共に仕事が優先され，飲み忘れがちとなりやすい．このように服薬に問題があるもしくは受診が中断される場合には，早期に主治医，保健所間で連絡する必要がある．

■事例3：81歳，女性．接触者健診でIGRA陽性，LTBI治療開始となったが副作用で休薬後，再開を拒否

• 接触者健診の結果，LTBI治療を勧められたが，内服開始したが肝機能障害により休薬した．肝機能回復後本人が副作用を理由に治療再開を拒否し，胸部X線検査での経過観察となった．8ヵ月後の胸部X線検査，気管支鏡検査で塗抹陰性・培養陽性となり，結核治療となった．治療再開を拒否する場合は，本事例のように定期的な経過観察により発病を早期に診断する方法に切り替える．

　これらの事例はいつでもどこでも起こり得る状況である．公費負担申請の手続きや患者の服薬に問題がある場合は，医療機関と保健所が連絡を密に行う必要がある．

5　医療機関のDOTSの取り組み

　外来では，受診時に残薬および結核の服薬（DOTS）手帳を持参してもらい，処方日数を累計し残薬がINHであれば180日分の内服日数があっているかどうかを確認しているところもある．また，病院外来で実施されたLTBI治療終了者の聞き取り調査[6]では，飲み忘れないための工夫として「食卓の前に置いておく」，「アラームを鳴らす」，「空袋をカレンダーに貼っておく」等が行われていた．内服を無事終えられた理由としては「人にうつすと大変なので」，「指示どおり内服すれば発病の確率がかなり低下すると聞いて」等が挙げられており，発病していない無症状の状況で内服を続けることの困難さがうかがえる．

　服薬に問題がある場合，たとえば，定期的な服薬の確保，飲み間違いの防止，身体的特性（手が不自由，視力低下）の観点から有用性が高い場合に医師の指示で一包化ができる．外国出生患者で言葉の理解が難しい場合等にも確実な服薬遵守を補助する方法として一包化も有効である．

■　文　献

1) 島田秀和：特集2 DOTS実施率全国調査について：保健師看護師結核展望**107**号54（1）：7-11，2016
2) 日本版21世紀型DOTS戦略推進体系図：平成28年11月25日「結核患者に対するDOTS（直接服薬確認療法）の推進について」の一部改正について（結核感染症課長通知）〈http://www.mhlw.go.jp/file/06–Seisakujouhou-10900000-Kenkoukyoku/16112501.pdf〉（2018年7月5日閲覧）

3）結核予防会結核研究所：日本版結核患者禁煙支援マニュアル（第1版）〈http://www.jata.or.jp/dl/pdf/outline/supportnosmoking_manual_2017_ver17.pdf〉（2018年7月5日閲覧）

4）藤田登志美：特集3肺外結核とLTBIのDOTSの取組み-LTBIのDOTS．保健師看護師結核展望108号54（2）：29-36，2016

5）日本結核病学会エキスパート委員会：地域DOTSを円滑にすすめるための指針．結核**90**：527-530，2015

6）宮崎尚美：特集3肺外結核とLTBIのDOTSの取組み―潜在性結核感染症の治療終了者に対する聞き取り調査．保健師看護師結核展望**108**号**54**（2）：37-40，2016

Ⅲ. 潜在性結核感染症の治療

3 潜在性結核感染症の治療の実際

A 結核発病リスクが高い人に対する治療

　潜在性結核感染症（LTBI）は必ずしも治療対象とならない．日本結核病学会予防委員会・治療委員会が策定した「潜在性結核感染症治療指針」[1]では，活動性結核の発病要因とリスク[2]を提示している（Ⅰ章-2，表1，p.9）．必ずしも積極的な治療を必要としない例は，勧告レベルBまたはCになっているリスク要因が該当する．LTBIの診断と治療を行うことによって得られる利益（有効性）と不利益（有害事象）を考慮することで理解が進みやすいと考える．

a 胸部X線検査での線維結節陰影

　胸部X線検査での線維結節陰影とは，未治療の陳旧性肺結核の所見をいう．
　一般的に結核になるリスクが増加する状況のひとつに，胸部X線写真上，陳旧性肺結核の所見があって治療歴がないことがあり，未治療の陳旧性肺結核は結核感染者における活動性結核発病の相対危険度が6〜19とされている[2]．
　胸部X線写真上，明らかな陳旧性結核の所見（胸膜癒着像や石灰化のみの者を除く）があって，結核の化学療法を受けたことがない者にイソニアジド（INH）を24週間投与すると，発病を65％減少させると報告されており，未治療の陳旧性肺結核のLTBI治療の有効性は確立している[3]．
　この研究における対象はツベルクリン反応検査（ツ反）陽性で，肺上野にあって登録前1年間は不変の状態にあり，原因が結核性と推定される輪郭が鮮明な病変，線維性病変（fibrotic lesion）を持つ者である．
　INH服用期間別の発病防止率は52週群75％，24週群65％，12週群21％であった（**表1**）．

表1 胸部X線写真上線維性病変を持つ者に対するINH 12週，24週，52週投与の効果

レジメン	対象者数 （人）	5年間		発病防止率 （％）	相対 危険度
		発病者数 （人）	罹患率 （対1,000人）		
偽薬群	6,990	97[*]	14.3	0	4.0
12週群	6,956	76	11.3	21	3.1
24週群	6,965	34[*]	5.0	65	1.4
52週群	6,916	24[**]	3.6	75	1.0

＊：最初の6ヵ月に1例あり．
＊＊：最初の6ヵ月に2例あり．
〔IUAT Committee on Prophylaxis：Efficacy of various duration of isoniazid preventive therapy for tuberculosis：five years of follow-up in the IUAT trial. Bull WHO **60**：555-564, 1982 より引用〕

服薬率の高い者と線維性病変の大きい者（2 cm² 以上）は52週の服薬が最も効果的な発病予防を示したが，服薬率の高い者の割合は52週群で68％と最も少なかった．

また別の研究成績では，線維性病変を持つ者でも過去に化学療法を受けている者では効果が少なかった．すなわち治療歴のない者での発病防止率は62.5％に対し，治療歴のある者では17.3％と報告されている[4]．

1 「潜在性結核感染症治療指針」で推奨される対応・治療

胸部X線写真上，明らかな陳旧性結核の所見（胸膜癒着像や石灰化のみの者を除く）があって，結核の化学療法を受けたことがない者にはINHを6ヵ月間または9ヵ月間服用させる．

2 事例の紹介

■事例1：70歳台，女性．接触者健診でIGRA陽性，LTBI治療開始

- 健診ではいつも結核の治ったあとがあるといわれていた．X年4月に接触者健診にてIGRA陽性となり，当院を紹介され受診した．
- 感染源の夫はbⅡ3，喀痰塗抹検査3+であった．
- X線では右肺尖に結節陰影，右上肺野に線維性病変を認め，学会病型rV1であった（**図1**）．この事例は濃厚接触歴があり接触者健診でインターフェロンγ遊離試験（IGRA）陽性のためLTBI治療とした．

■事例2：50歳台後半，男性．IGRA陰性，経過観察

- 健診で右上肺野のrⅣ1を疑われX年2月に当院を受診した．CTでは7 mmの結節陰影と，まわり特に頭方向に小粒状陰影の散布が認められた（**図2**）．活動性結核を疑うも喀痰塗抹検査3回陰性（後に培養もすべて陰性）となり，本人の希望で自宅近くの病院を紹介した．近医にても喀痰塗抹培養陰性，IGRA陰性であり，そのまま経過観察となった．

■事例3：30歳台後半，女性．IGRA陽性，活動性結核治療開始し，終了

- 23歳のとき，右肺炎の治療を3ヵ月間行った．結核性ではないといわれている．その後の健診では肺炎のあとがあるといわれていた．X年6月の健診，その後の精検によりrⅣ2

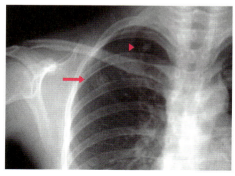

図1　事例1
右肺尖に結節陰影（▶），右上肺野に線維性病変（➡）を認める．

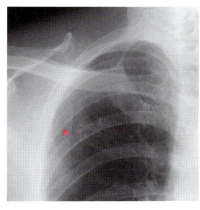
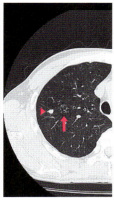

図2 事例2
右上肺野に結節陰影（▶），小粒状影の散布（➡）を認める．

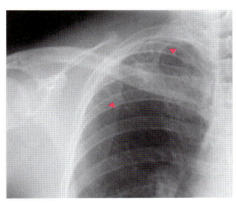

図3 事例3
右肺尖から上肺野に線維性病変を認める（▶）．

（図3），IGRA陽性のため治療目的でX年8月に当院を紹介され受診した．この陰影を活動性結核と考え，未治療でもあり4剤で治療を開始し終了した．

3 実臨床における実際の対応と課題

　事例1では，IGRA陽性の結果は今回の感染か昔の感染かの区別は難しい．ただ今回，濃厚接触歴があったため再感染の可能性も考えLTBI治療とした．また未治療のV型でもあったが，一般的に高齢でV型のみではなかなか治療とならなく，接触者健診でIGRA陽性であったため治療に踏み切った．

　つまり，考えられるケースとして，接触者健診でIGRA陽性となりX線写真にて線維結節陰影があったような者には，IGRA陽性でもありLTBI治療を行う可能性が高く，また高齢者ではINHの副作用も考えてX線での経過観察もあり得る．

　別のケースとして，V型でも免疫抑制疾患を合併していて，この病態をよく知っている医師の場合には，IGRA後INH投与に踏み切る可能性がある．

　事例2では，これがIGRA陽性の結果であれば3，4剤の化学療法となったと考えられる．つまり，肺上野に結節陰影を健診で認めた場合や有症状受診の際のX線写真で指摘された

場合に，その後の CT 検査にて肺がんが否定的であれば IGRA は行わず陳旧性肺結核が疑われても LTBI 治療とならない．事例 2 のように結節陰影以外にも結核を疑う所見があれば IGRA 検査を行うことになる．

事例 3 では，おそらく 23 歳のときの肺炎は結核性であり，その後Ⅳ型で経過していたが，今回 IGRA 陽性をはじめて指摘され結核性と考えられるため治療を行うことになった．この陰影は線維結節陰影ではなく線維性病変である．

ここで今後の課題となることがあるとすれば，この「線維結節陰影」のとらえ方である．この「線維結節陰影」にはⅣ型は含まれず，したがってⅣ型に対して INH 単剤服用のケースは想定していないと考えるのが一般的である．

文献 1 の研究対象の fibrotic lesion にはわが国でいうⅣ型が一部含まれており，本来化学療法の対象とすべき症例が陰影合計の大きい群には混入していたと思われる[5]．わが国で 1950 年代に化学予防を行っていた時代にも軽微な病変ながらむしろ本格的な治療の対象に組み入れられるべき症例が少なくなかったとある[5]．さらに化学予防が結核予防法で認められ 1975 年には適応が乳幼児から中学生にまで拡大され，1989 年に 29 歳まで広げられ，2004 年までは中学生以下の年齢における化学予防にはⅣ型が一部含まれていた[6]．

上記のなかには INH 単剤でも病変は改善した例もあるのであろうが，耐性化の問題，予後についてどうであったのか筆者はよくわからない．現在では陰影がⅣ型と考えられる場合には，病変が小さくても 3〜4 剤による化学療法とするのが妥当と考える．

まとめると，X 線上に線維結節陰影があった場合，接触者健診で IGRA 陽性であれば LTBI 治療へ，場合により X 線で 2 年間経過観察となり，IGRA 陰性であれば陳旧性肺結核と考えられても LTBI 治療にはなかなか踏み切れない．また健診，有症状受診で肺上野に線維結節性陰影のみを指摘された場合には，活動性結核を疑っての IGRA 検査はなかなか実施されなく，したがって LTBI 治療はまずないと考えられる．

最後に，「潜在性結核感染症治療指針」[1] に記載されているように，わが国においても 1950 年代になって抗結核薬による治療が広まっていることから未治療例は少なく，超高齢の年代に偏在していると推定される．胸部 X 線像で陳旧性病変があっても既治療者は LTBI 治療の対象とならず，高齢者においては副作用発現の可能性も考慮すると積極的な治療対象になる者は限られていると推定される．

■ 文　献

1) 日本結核病学会予防委員会・治療委員会：潜在性結核感染症指針．結核 **88**：497-512, 2013

2) Ladry J et al：Preventive chemotherapy. Where has it got us? Where to go next? INT J Tuberc Lung Dis **12**：1352-1364, 2008

3) IUAT Committee on Prophylaxis：Efficacy of various duration of isoniazid preventive therapy for tuberculosis：five years of follow-up in the IUAT trial. Bull WHO **60**：555-564, 1982

4) Ferebee SH：Controlled chemoprophylaxis trial in tuberculosis. A general review. Adv Tuberc Res **17**：28-106, 1970

5) 岩崎龍郎：総説 結核の化学予防．資料と展望 **6**：32-62, 1993

6) 厚生省保健医療局疾病対策課結核・感染症室長通知：初感染結核に対する INH の投与について．健医感発第 20 号，平成元年 2 月 28 日

ⓑ 生物学的製剤

❶ 生物学的製剤 biologics とは？

　抗サイトカイン療法の主役をなす抗体製剤を biologics というが，日本語では生物学的製剤と翻訳され，一般に使用されている．しかしながら厚生労働省告示に基づく「生物学的製剤基準」では，ワクチン，血液製剤，および一部の診断薬（ツベルクリンなど），治療薬（BCG膀胱用など）を「生物学的製剤」と定義している．リウマチ治療に使用される抗体製剤のことをしばしば生物学的製剤とよぶが，法令上は「生物学的製剤」ではない[1,2]．したがって，本項では抗体製剤，いわゆる生物学的製剤のことを biologics と記載する．

❷ 結核発症のリスクとその特徴

　2001 年に biologics である TNF 阻害薬インフリキマブにより結核再燃が起こりやすい[3]という論文が発表されて以来，TNF 阻害薬による結核発症のエビデンスが次々と報告された．この結核発症は TNF 阻害薬開始後数ヵ月で起こることが多いことから，結核既感染患者に対して TNF 阻害薬を投与することにより，内因性の再燃が起こり発病するといわれている．

　また，通常の結核発病は肺病変が 8 割，肺外結核が 2 割といわれているが，TNF 阻害薬により発病した結核は肺外結核が多いといわれており，アダリムマブの市販後調査結果では結核発症例の 8 割に肺外結核を認めたという報告[4]がある．

　このように結核発症を引き起こしやすい biologics の結核発病リスクは，正常集団に対して 4 倍といわれている[5]．

❸ 生物学的製剤の種類と結核の発症率

　関節リウマチ等に使用される biologics は，その機序により TNF 阻害薬，抗 IL-6 受容体拮抗薬，T 細胞刺激調整剤に分類される．biologics 間において結核の発症のしやすさも異なり，TNF 阻害薬うち，特に抗体型の TNF 阻害薬が結核を発病させやすく，これは CDCC 活性や ADCC 活性によるものと推測されている[6]．一方，T 細胞選択的共刺激調節剤であるアバタセプトは，関節リウマチ等で使用されるいわゆる biologics のなかでは結核発症の頻度は低く米国食品医薬品局（Food and Drug Administration：FDA）における black box warning においても指摘されていない[7]．

　したがって biologics といってもその製剤の種類や構造によって，結核発症のリスクが異なることに注意が必要である．

❹ 結核のスクリーニング

　biologics 投与前の結核のスクリーニングは，結核患者との接触を含めた問診，ツベルクリン反応検査（ツ反）もしくはインターフェロン遊離試験（IGRA），さらに画像検査によ

る総合的な判断によってなされる．しかしながら，2008 年 6 月〜2013 年 4 月のあいだにア
ダリムマブ投与下で結核と報告された 52 症例による解析では，結核発症した患者のうち投
与前スクリーニングでは，57.7％（30 例）で問診，QFT/ツ反，胸部画像検査のいずれかで
異常が認められたが，42.3％（22 例）では異常が認められなかった（未実施も含む）．胸部
画像検査をヒュミラ Tb-SAB（SAB：safty advisory board）で読影した場合は，投与前ス
クリーニングでの異常例の検出を 75.0％（39 例）まで上げられたが，25.0％の症例では結核
専門医であっても異常所見の検出は困難であった．このことから結核患者との接触を含めた
問診，ツ反もしくは IGRA，さらに画像検査による総合的な判断において検出には限界があ
ることがわかる．したがってスクリーニングにて異常を検出できなかった場合でも TNF 阻
害薬投与下において結核発症はあり得ることを銘記しながら診療にあたらなければならない
ことが判明した[4]．

5 biologics 投与時の潜在性結核感染症（LTBI）治療法

　日本結核病学会の指針では，TNF 阻害薬投与 3 週間前からイソニアジド（INH）5 mg/
kg（最大量 300 mg/日）投与を 6〜9 ヵ月間行う[8]．TNF 阻害薬投与下における結核は
TNF 阻害薬投与開始から 6 ヵ月以内に発症しやすいことが報告されていたが，最近では 6 ヵ
月以降でも発症することがわかってきた．2008 年 6 月〜2013 年 4 月のあいだにアダリムマ
ブ投与下で結核と報告された 52 症例による解析では，結核発症までの期間はアダリムマブ
投与開始から 6 ヵ月までは約半数の 48.1％であり，12 ヵ月までが 69.6％で，12 ヵ月以降の
発病症例は 30.4％，報告されたなかで最長期間は 74 ヵ月後であった．しかも 6 ヵ月以降の
発症は，LTBI 治療後の発病も含まれる．したがって biologics，特に抗体型の TNF 阻害薬
は投与開始から 6 ヵ月間は結核発病に特に注意を要するが，それ以降も継続して注意が必要
である[4]．
　免疫抑制患者については，6〜9 ヵ月では期間が短いとの意見もあるが，より長期の投与の
必要性については，長期の投与を勧めるとする研究報告と勧めないとする研究報告がある[8]．
勧めない理由のひとつとして INH の耐性化の問題があるが，INH 6〜12 ヵ月治療とプラセ
ボ治療との比較試験では，INH の耐性度において差はなかった．また HIV 感染患者におけ
る INH 36 ヵ月治療と 6 ヵ月治療における比較においても INH の耐性度に差はなかった[9]．

6 個別化医療時代の LTBI 治療

　最近は個別化医療が提唱されてきているが，結核医療においてはいまだに導入はされてい
ない[9]．現在は保険収載されていないが，新しい治療法を以下に紹介する．
　INH は，N-アセチルトランスフェラーゼ 2（NAT2）による代謝の調整を受ける．NAT2
において代謝を受けない INH は hydrazine になり，この hydrazine は肝毒性の原因となる（図
1）[10, 11]．
　NAT2 は，スロー型（SA 型），インターミディエート型（IA 型），ラピット型（RA 型）
の 3 種類の遺伝子多型が存在し，この遺伝子多型は人種によってその割合が異なるといわれ
ている（表1）．INH による肝障害は SA 型の患者に起こりやすい．日本人は白人に比べて

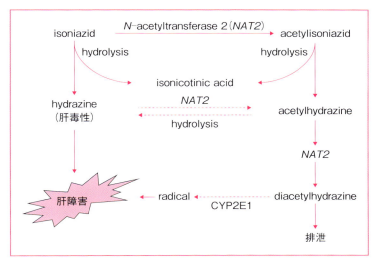

図1 INH代謝経路と肝障害を起こす代謝産物

1. Matsumoto T et al：Future of pharmacogenetics-based therapy for tuberculosis. Pharmacogenomics 15：1-7, 2014
2. Azuma J et al：NAT2 genotype guided regimen reduces isoniazid-induced liver injury and early treatment failure in the 6-month four-drug standard treatment of tuberculosis：a randomized controlled trial for pharmacogenetics-based therapy. Eur J Clin Pharmacol 69：1091-1101, 2013

[1, 2. を基に筆者作成]

表1 遺伝子多型に基づいた NAT2 acetylator status

地域	subjects (n)	slow acetylators (SA)	intermediate acetylators (IA)	rapid acetylators (RA)
ヨーロッパ（白人）	5,382	0.58 (0.09)	0.34 (0.06)	0.08 (0.09)
アフリカ	1,034	0.46 (0.19)	0.40 (0.14)	0.14 (0.14)
アジア	1,790	0.45 (0.20)	0.37 (0.13)	0.18 (0.19)
中南米	824	0.27 (0.18)	0.52 (0.15)	0.21 (0.16)
東アジア（中国人，韓国人，日本人）	2,062	0.14 (0.05)	0.46 (0.07)	0.40 (0.08)

slow acetylators (SA)＝S/S, intermediate acetylators (IA)＝R/S, rapid acetylators (RA)＝R/R, S＝slow alleles＝NAT2*5, *6, *7, *14. R＝rapid alleles＝NAT2*4, *12, *13. mean (SD).
1. Matsumoto T et al：Future of pharmacogenetics-based therapy for tuberculosis. Pharmacogenomics 15：1-7, 2014
2. Azuma J et al：NAT2 genotype guided regimen reduces isoniazid-induced liver injury and early treatment failure in the 6-month four-drug standard treatment of tuberculosis：a randomized controlled trial for pharmacogenetics-based therapy. Eur J Clin Pharmacol 69：1091-1101, 2013

[1, 2. を基に筆者作成]

ラピッド型のフェノタイプが多いといわれている．したがって，INHの必要投与量は白人に比べて日本人の方が多いといわれており，海外の投与量を日本人にあてはめるのは問題がある場合がある（図2）．

Azumaらは，他施設共同研究にて NAT2 遺伝子多型検査結果に基づきINHの投与量をSA：2.5 mg/kg，IA：5 mg/kg，RA：7.5 mg/kgにてINH，リファンピシン（RFP），エ

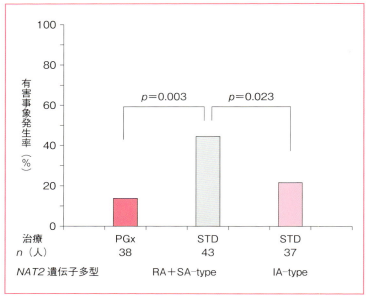

図2 治療開始時喀痰から検出された薬剤感受性結核の有害事象の頻度
PGx：NAT2遺伝子多型に基づいた治療，STD：通常の標準治療，RA+SA-type：rapid or slow acetylators genotypes の合併；IA-type：intermediate acetylators genotypes
1. Matsumoto T et al：Future of pharmacogenetics-based therapy for tuberculosis. Pharmacogenomics **15**：1-7, 2014
2. Azuma J et al：NAT2 genotype guided regimen reduces isoniazid-induced liver injury and early treatment failure in the 6-month four-drug standard treatment of tuberculosis：a randomized controlled trial for pharmacogenetics-based therapy. Eur J Clin Pharmacol **69**：1091-1101, 2013

[1, 2. を基に筆者作成]

タンブトール（EB），ピラジナミド（PZA）の4剤化学療法，もしくはINHによるLTBI治療を行いそれぞれ，INH 5 mg/kgの4剤による標準化学療法，もしくはLTBI治療と比較した[10]．

したがって，結核の個別化医療としてNAT2の遺伝子多型により個々のINHの適正量を求め，その個人個人にあった量で治療することになるであろう．特に結核を発症しやすいTNF阻害薬投与時には大切かもしれない．

文献

1) 国立感染症研究所：生物学的製剤とは〈http://www.niid.go.jp/niid/ja/kentei-top/2071-biologics/1575-biologics1.html〉（2018年7月5日閲覧）
2) 国立感染症研究所：生物学的製剤基準〈http://www.niid.go.jp/niid/images/qa/seibutuki/seibutsuki_japanese/20180525.pdf〉（2018年7月5日閲覧）
3) Keane J et al：Tuberculosis associated with infliximab, a tumor necrosis factor α-neutralizing agent. N Engl J Med **345**：1098-1104, 2001
4) 松本智成ほか：ヒュミラ 安全性情報―市販後における結核発症例の検討 2015年3月
5) Landry J et al：Preventive chemotherapy. Where hasit got us? Where to go next? Int J Tuberc Lung Dis **12**：1352-1364, 2008
6) Ueda N et al：The cytotoxic effects of certolizumab pegol and golimumab mediated by transmem-

brane tumor necrosis factor α. Inflamm Bowel Dis **19**：1224-1231, 2013

7）米国食品医薬品局〈http://www.fda.gov/default.htm〉（2018年7月5日閲覧）

8）日本結核病学会予防委員会・治療委員会：潜在性結核感染症治療指針．結核 **88**：497-512，2013

9）World Health Organization：Guidelines on the management of latent tuberculosis infection, World Health Organization, Geneva, 2015

10）Matsumoto T et al：Future of pharmacogenetics-based therapy for tuberculosis. Pharmacogenomics **15**：1-7, 2014

11）Azuma J et al：*NAT2* genotype guided regimen reduces isoniazid-induced liver injury and early treatment failure in the 6-month four-drug standard treatment of tuberculosis：a randomized controlled trial for pharmacogenetics-based therapy. Eur J Clin Pharmacol **69**：1091-1101, 2013

ⓒ 副腎皮質ステロイド・免疫抑制薬

❶ 副腎皮質ステロイド・免疫抑制薬とその特徴

　副腎皮質ステロイドは，副腎皮質から分泌される副腎皮質ホルモンの誘導体であり，免疫抑制作用を有している．多くの免疫抑制薬が開発された現在においても，副腎皮質ステロイドは多くの自己免疫疾患の第一選択薬として使用されている．副腎皮質ステロイドは，強力な抗炎症作用と免疫抑制作用を有し，臨床的な副腎皮質ステロイドの薬用量は，生理的な副腎皮質ホルモンの分泌量の数倍から100倍といわれている．したがって副腎皮質ステロイドの歴史は副作用との戦いの歴史であり，副腎皮質ステロイドの全身投与は易感染性のみならず，糖質・脂質・骨代謝の多方面に及ぶ副作用を伴う[1]．

　経口プレドニゾロン1日換算量15 mg（またはその同等量）の1ヵ月以上の投与は統計的に明らかに結核発病のリスクを上げることが報告されている[2]．経口プレドニゾロン投与を受けている人の結核発病のオッズ比は4.9，さらに15 mg未満とそれ以上のオッズ比はそれぞれ2.8，7.7との報告がある[3]．吸入ステロイド投与は経口投与をされていない場合においても結核の発病リスクを上昇させると報告されており，特に高用量（フルチカゾン1,000 μg日以上）の場合には吸入ステロイドを用いていない人に比して2倍程度のリスクになる．ただし，経口ステロイドの投与を受けている場合には，吸入ステロイド投与を受けても経口ステロイドによる影響の方がはるかに大きいのでそれ以上にリスクを上げることはない[4]．

　代表的な免疫抑制薬には，カルシニューリン阻害薬であるシクロスポリン（CYA），タクロリムス，プリン代謝拮抗薬であるアザチオプリン（AZP），ミゾリビン，ミコフェノール酸モフェチル，アルキル化薬であるシクロホスファミド（CPA），メトトレキサート（MTX）等がある．当然作用機序が異なるのでそれぞれの薬剤の結核発症リスクは異なる．

　積極的に潜在性結核感染症（LTBI）治療を行う検討を要するのは相対危険度で4以上と考えられ，HIV/AIDS，臓器移植（免疫抑制薬使用），珪肺，慢性腎不全による血液透析，最近の結核感染（2年以内），胸部X線画像で線維結節陰影（未治療の陳旧性結核病変），biologicsのなかでも特にTNF阻害薬の使用が該当する．ある程度発病リスクが高く，リスク要因が重複した場合にLTBI治療の検討を行うのは，経口および吸入副腎皮質ステロイドの使用，そのほかの免疫抑制薬の使用，糖尿病，低体重，喫煙，胃切除等が該当する[5]

（I 章-2，表 1，p.9）．したがって経口および吸入副腎皮質ステロイドの使用やそのほかの免疫抑制薬の使用時における LTBI 治療の可否は，ほかのリスク因子の合併も含めて総合的な判断が必要になる．

2 副腎皮質ステロイド・免疫抑制薬投与時の LTBI 治療法

1 結核スクリーニング

結核スクリーニングは，結核患者との接触を含めた問診，ツベルクリン反応検査（ツ反）もしくはインターフェロン遊離試験（IGRA），さらに画像検査による総合的な判断によってなされる．また，副腎皮質ステロイド・免疫抑制薬投与が長期にわたることも勘案する．

前述したが日本結核病学会予防委員会・治療委員会における「潜在性結核感染症治療指針」において「感染者のなかで発病リスクが高いのは，最近の感染（感染から 1〜2 年以内），HIV 感染，じん肺，過去の結核に矛盾しない胸部 X 線所見，低体重，糖尿病，慢性腎不全による血液透析，胃切除，十二指腸回腸吻合術，心不全，頭頸部がん，副腎皮質ステロイド等の免疫抑制効果のある薬剤や TNF 阻害薬等の生物製剤使用」が挙げられている[5]．

経口プレドニゾロン 1 日 10 mg の投与はツ反，QFT の反応を抑制することから IGRA による感染診断は治療開始前に行うことが望ましい．すでに同量相当以上の副腎皮質ステロイドを投与されている場合には IGRA の感度が低下している可能性を考慮して LTBI 治療の要否を判断する．以上より，副腎皮質ステロイド投与に際して，投与経路，投与量，副腎皮質ステロイド投与以外の結核の発病リスクと副作用が発生するリスクを考慮に入れて LTBI 治療の必要性を検討する．

関節リウマチ患者の結核発病の相対危険度は疾患自体と疾患修飾性抗リウマチ薬（DMARDs）による影響によって 2〜16 倍とされている[6,7]．別の報告では TNFα 阻害薬未投与で DMARDs［メトトレキサート，ヒドロキシクロロキン，クロロキン，スルファサラジン，AZP，レフルノミド，CPA，CYA，金製剤，ミノサイクリン（MINO），ペニシラミン］を投与されている場合は年齢・性別調整標準化比で 2 倍，あるいは 3 倍とされている[8]．

したがって，DMARDs が投与されている患者でほかのリスク要因がある場合には IGRA による感染診断を行い，陽性であれば LTBI 治療を検討する．日本結核病学会の指針では，TNF 阻害薬投与前 3 週間からイソニアジド（INH）5 mg/kg（最大量 300 mg/日）を 6〜9 ヵ月間行う．INH による LTBI の治療が行えないときはリファンピシン（RFP）を 4 ヵ月（または 6 ヵ月）投与する治療法がある．

2 LTBI 治療による結核発病予防効果

香港における珪肺患者に対する結核発病予防の研究で，予防効果は RFP 3 ヵ月で 63%，INH 6 ヵ月で 48%，INH＋RFP 3 ヵ月で 41% とする報告がある[5]．なお，免疫抑制のある者に対する RFP の効果については報告が見あたらない[5]．

なお，6 ヵ月の内服とは，180 回の内服を行うことである．内服忘れが多く 6 ヵ月間に 150 日しか内服できていない者は，6 ヵ月の内服には数えないものとされている．免疫抑制患者については，6〜9 ヵ月では期間が短いとの意見もあるが，より長期の投与の必要性に

ついては，長期の投与を勧めるとする研究報告と勧めないとする研究報告がある[5].

3 INH が使用できないとき

INH が使用できないときは，RFP による LTBI 治療が失敗し RFP 耐性化が起きたときに，臨床的に多剤耐性結核と同様の状態になるので注意が必要である．また RFP は代謝酵素 CYP3A4 を誘導しほかの薬物の代謝を促進するので免疫抑制薬や副腎皮質ステロイドの投与量の調整が必要になってくる．一般的に RFP 投与による LTBI 治療中の副腎皮質ステロイドの投与量は RFP 投与前の 2 倍を要する．免疫抑制薬の投与量は血中濃度を測定しながら投与するのが望ましい．

■ 文　献

1) 野島美久：3．副腎皮質ステロイド薬と免疫抑制薬．日内会誌 **97**：1008-1015，2008

2) Centers for Disease Control and Prevention：Targeted tuber-culin testing and treatment of latent tuberculosis infection. MMWR **49** (No. RR-6)：1-54, 2000

3) Jick SS et al：Glucocorticoiduse, other associated factors, and the risk of tuberculosis. Arthritis Care Res **55**：19-26, 2006

4) Brassard P et al：Inhaled corticosteroids and risk of tuberculosis in patients with respiratory diseases. Am J Respir Crit Care Med **183**：675-678, 2011

5) 日本結核病学会予防委員会・治療委員会：潜在性結核感染症治療指針．結核 **88**：497-512，2013

6) Askling J et al：Risk and casecharacteristics of tuberculosis in rheumatoid arthritis associated with tumor necrosis factor antagonists in Sweden. Arthritis Rheum **52**：1986-1992, 2005

7) Tubach F et al：Risk of tuberculosis ishigher with antitumor necrosis factor monoclonal antibody-therapy than with soluble tumor necrosis factor receptor therapy. Arthritis Rheum **60**：1884-1894, 2009

8) Bélard E et al：Prednisolone treat-ment affects the performance of the QuantiFERON GoldIn-tube test and the tuberculin skin test in patients with autoimmune disorders screened for latent tuberculosis infec-tion. Inflamm Bowel Dis **17**：2340-2349, 2011

ⓓ 慢性腎不全と透析

1 結核と血液透析の背景・現状

1 高齢化する結核患者

わが国における結核罹患率は 1999 年の結核緊急事態宣言の時期に一過性に上昇したもののその後はおおむね毎年減少している．2016 年の罹患率は新規登録 17,625 人，人口 10 万対 13.9 であり，欧米諸国の 3 倍前後とわが国はまだ結核中まん延国である．発症患者はその中央値が 80 歳近い．わが国における罹患率は人口 10 万対 13.9 ではあるが，年齢別に解析したデータでは 65 歳未満が 10 万対 6.4 であるのに対して 65 歳以上では 10 万対 33.9 であり，高齢者の罹患率は相変わらず高いと考えられる．2015 年前半の筆者の施設での入院実績は

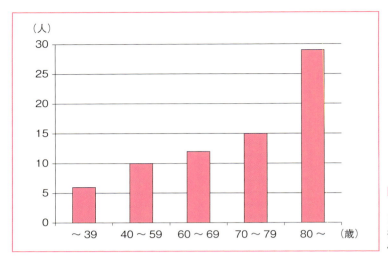

図1 当院結核病棟の入院患者年齢分布（2015年前半）
[高森幹雄：6. 透析患者における結核症の実態と対策. 日透析療会誌 49：806-808, 2016 より引用]

72人中70歳以上44人（61.1％），80歳以上29人（40.3％）であり，2014年の全国統計でも60歳以上が71.5％，80歳以上が37.7％と高齢化が顕著となっている（図1)[1]．

2 血液透析の現状

肺結核罹患患者数が年々減少にしているのに対して，透析患者数は年々増加し2015年には全国で32.5万人，100万人あたり2,592人と，国民400人に1人前後と現在も増加し続けている．透析患者の死因としては感染症が導入初期では第1位，慢性期では心不全に続いて第2位である．原疾患では糖尿病性腎症が最多となっており，慢性腎不全・糖尿病は共に肺結核発症のリスク因子とされ糖尿病性腎症の増加が危惧されている[2]．

3 血液透析と結核発症リスク要因

透析患者の結核罹患率は，約10年前の東京都多摩地区の統計でも8.34倍と各種既報どおりおよそ10倍前後と考えられている[3,4]．その要因として①原疾患としての糖尿病の増加，②平均導入年齢の高齢化，③低栄養状態，④慢性的な貧血，⑤細胞性免疫低下がいわれている[5,6]．また透析患者では胸膜炎・粟粒結核・リンパ節結核が多く，塗抹陽性患者の比率が非透析患者では50％であるのに対して透析患者では20％であることには留意しておく必要がある[3,4]．

4 結核罹患率と透析患者数からの推測罹患率

透析患者数は32万人，現在の罹患率13.9の10倍前後，塗抹陽性率を20％前後で計算すると毎年全国で450～500人結核を発症し塗抹陽性患者が80～100人前後発生しているものと考えられる．高齢者の罹患率が10万対33.9であることに鑑みると実際にはもう少し多い可能性もある．過去10年で透析患者数が24万人～32万人と増加，結核罹患率は10万対23前後から15前後に低下していることを考慮すると，透析患者での結核患者数は10年でも10～15％しか減少していないと予想され，今後も減少はしばらくは期待できない．

⑤「透析施設における標準的な透析操作と感染予防に関するガイドライン」（四訂版）[7] のポイント

LTBI 患者に関するポイントは以下のとおりである．
①早期発見・早期治療が院内感染防止に有用である（Level 1 B）．
②ツベルクリン反応検査（ツ反）よりもインターフェロン γ 遊離試験（IGRA）が感染の診断に有用である（Level 1 B）．
③LTBI 透析患者は治療することが推奨される（Level 1 A）．
④排菌している結核の透析患者は原則として陰圧の空調を有する専用の隔離透析室のある施設へ転院させることが推奨される（Level 1 B）．また結核患者の発生をただちに最寄りの保健所に届出る（Level 1 E）．
⑤透析患者に対する抗結核治療は多剤併用療法で行い，投与量は腎排泄性の薬剤の場合，減量が必要である（Level 1 B）．

② 血液透析センターと結核発症

血液透析センターは閉鎖空間と考えることができ，集団発生の素因となる可能性がある．厚生労働省調査によると 2002 〜 2011 年の 10 年間で集団発生 408 件のうち 90 件が病院等（22.1％）に分類されている．血液透析施設においては超多剤耐性結核（XDR-Tb）の集団発生例も報告されており[8]，血液透析センターが常に閉鎖空間であると意識した対応が重要である．可能なら専用隔離室を準備したい．

③ 透析患者における IGRA

感染の有無について現在は一般的に IGRA を使用する．ツ反は透析患者および結核流行地域に陰性例が多いことが報告されている[9,10]．透析患者の免疫力低下を反映して陰性に出ることも多く，IGRA に比してシステマティックレビューにおいてもその信憑性は低い[11]．
IGRA については活動性結核においては感度 91.7〜100％，特異度 64.7〜89.7％，LTBI において感度 22〜78.6％，特異度 41.9〜100％と報告されている[6]．IGRA は既感染でも陽性になる場合があり運用には注意が必要であると考えられているが，2013〜2014 年筆者の施設の腎臓内科に血液透析中に結核外にて入院し，クォンティフェロン® TB ゴールド（QFT）検査を実施した 27 例について検討したところ，陰性 24 例（88.9％）（陽性 1 例・判定保留 1

表 1　血液透析患者のおける IGRA

判定結果	人数	コメント
陽性	1	結核治療終了直後
判定保留	1	後の再検で陰性
陰性	24	—
判定不可	1	ANCA 関連血管炎でステロイド使用中

［高森幹雄：6．透析患者における結核症の実態と対策．日透析療会誌 49：806-808，2016 より引用］

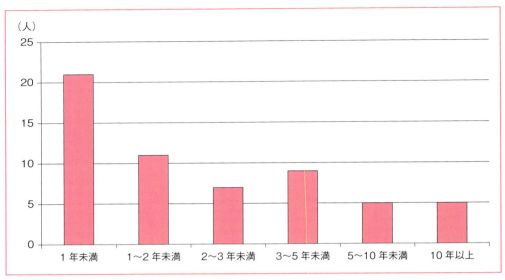

図2 透析導入から発病までの平均透析期間

例・判定不可1例）で，陽性例も結核治療後であったことから，IGRAが陽性になれば明らかな治療歴がない限りは結核感染を濃厚に疑うことになる[1]（表1）．

4 透析患者における結核発症時期と発症時症状・診断の遅れ

発症時期について2004年7月〜2013年12月に筆者の施設の結核病棟に入院し血液透析を要した58名（男性36人，女性22人）につき，後ろ向きに臨床的に検討した．透析導入〜発症までの平均透析期間は中央値2.0年（同時〜26年），1年未満は21人（36.2％），2年未満32人（55.2％）であり，既報どおり透析導入早期が多かった（図2）．発見動機および診断までの期間は呼吸器症状発見17例で5.3週（＋/−2.7週），発熱発見23例で7.0週（＋/−6.4週），画像発見19例で7.1週（＋/−13.3週）を要していた（表2）．典型的症状に欠くことが多く，透析導入時に発見された症例も多いこと，前述どおり肺外結核が多いことから，常に発症している可能性を念頭に置く必要があり，LTBIと発症例の鑑別は慎重を要する．

表2 発見動機および診断までの期間（n=58，重複あり）

- 呼吸器症状：17人（5.3週＋/−2.7週）
- 発熱　　　：23人（7.0週＋/−6.4週）
- 画像発見　：19人（7.1週＋/−13.3週）
　　　　　　　　　　統計学的有意差なし

※偶然他疾患で入院時含む

［阿部聖裕ほか：Ⅲ．合併症を有する結核治療．結核 88：827-841, 2013 より引用］

5 透析患者における肺結核発症発見のヒント

血液透析患者における発見のヒントとして，①画像＝定期的 X 線で新規陰影，②発熱＝通常の感冒等以外の発熱，③胸水貯留＝DW を下げても減らない胸水，④呼吸器症状（咳嗽・喀痰）の出現[1] が挙げられている．こういった兆候があれば結核発症の可能性があり安易に LTBI 治療を行うべきではない．

6 潜在性結核感染症（LTBI）の診断

感染しているが発病していない場合を LTBI として，積極的にイソニアジド（INH）単剤を中心として LTBI 治療を行う．慢性腎不全・透析は積極的 LTBI 対象疾患になっており，感染症法第 37 条の 2 が適用され公費負担の対象になっている．

血液透析患者における結核発症と LTBI の鑑別は非常に注意を要する．血液透析を導入される患者においては導入時に IGRA を実施し，特に最近の感染が疑われる者は発病がないことを確認し，LTBI 治療が検討され得る．採血での炎症反応をきっかけに発見された症例も筆者の施設での後ろ向き検討では認められており，発症していない場合に積極的に LTBI 治療が推奨される．前述どおり血液透析患者は高齢化している．LTBI 治療導入に際してはその身体的状況や治療による有害事象出現の可能性，有害事情に対する忍容性等を十分に考慮する必要がある．

7 透析患者における LTBI 治療

INH の投与量はほかの免疫抑制のある者に対する INH 治療と同じく 5 mg/kg，最大 300 mg/日で 9 ヵ月間である．INH は透析性がなく透析に関係なく連日投与を行う．INH が使用できない場合はリファンピシン（RFP）を使用することになり投与量については 10 mg/kg，最大 600 mg/日でその投与期間については一般的な 4 ヵ月でよいとされているが，実績はなく今後議論が必要かもしれない（**表 3**）．変則的な治療を行った場合の治療期間については，LTBI ガイドラインでのエキスパートオピニオンにおいて INH から RFP に変更した場合，［INH 内服日数×1/180］＋［RFP 内服日数×1/120］が 1 となるまで内服すればおそらく有効と思われる，と報告されておりこれに則って行うことになる[12]．

INH の安全性は，肝機能障害が 14.9％とまれではないものの症状を伴う臨床的肝障害が

表3　透析患者における抗結核薬投与方法

抗結核薬	投与量	投与間隔	投与期間	透析性
INH	5 mg/kg（最大 300 mg/日）	連日	（6〜）9 ヵ月	一部
RFP	10 mg/kg（最大 600 mg/日）	連日	4 ヵ月	一部

0.37％と重篤なものは少ない[13]と報告されている．抗結核薬の透析患者における有害事象においては結核発症例における筆者の施設での検討では，長期投与可能患者41例における有害事象はINH・RFP・ピラジナミド（PZA）による肝障害が各1人，RFPによる血球減少が1人と軽微であり[4]，おそらくLTBI治療においてもINHによる有害事象は透析でリスクが上がることはないものと思われ，LTBI治療においてINHないしはRFPを使用していくことに透析ならではの懸念はないと考えられる．

■ 文　献

1）高森幹雄：6. 透析患者における結核症の実態と対策．日透析療会誌 **49**：806-808，2016
2）日本透析医学会統計調査委員会：図説 わが国の慢性透析療法の現況 2016年12月31日現在〈http://docs.jsdt.or.jp/overview/〉（2018年7月5日閲覧）
3）福島千尋ほか：東京都多摩地域における血液透析患者の結核発症の現状．結核 **86**：857-862，2011
4）阿部聖裕ほか：III. 合併症を有する結核治療．結核 **88**：827-841，2013
5）佐々木結花ほか：血液透析患者における結核発病の現状．結核 **77**：51-59，2002
6）Segall L et al：Diagnosis of tuberculosis in dialysis patients：current strategy. Clin J Am Soc Nephrol **5**：1114-1122, 2010
7）厚生労働科学研究費補助金エイズ対策研究事業：透析施設における標準的な透析操作と感染予防に関するガイドライン（四訂版）〈http://www.touseki-ikai.or.jp/htm/07_manual/doc/20150512_infection_guide-line_ver4.pdf〉（2018年7月5日現在）
8）小林弘美ほか：血液透析施設における超多剤耐性結核の集団感染．結核 **88**：477-484，2013
9）Sester M et al：Tuberculin skin testing underestimates a high prevalence of latent tuberculosis infection in hemodialysis patients. Kidney Int **65**：1826-1834, 2004
10）Shankar MS et al：The prevalence of tuberculin sensitivity and anergy in chronic renal failure in an endemic area：tuberculin test and the risk of post-transplant tuberculosis. Nephrol Dial Transplant **20**：2720-2724, 2005
11）Rogerson TE et al：Tests for latent tuberculosis in people with ESRD：a systematic review. Am J Kidney Dis **61**：33-43, 2013
12）日本結核病学会予防委員会・治療委員会：潜在性結核感染症治療指針．結核 **88**：497-512，2013
13）伊藤邦彦ほか：イソニアジドによる潜在性結核治療の肝障害．結核 **81**：651-660，2006

ⓔ HIV 感染症

　HIV感染症ではCD4陽性Tリンパ球（CD4）数が減少し，重篤な細胞性免疫障害が生じる．細胞性免疫は結核の感染防御を担っており，この機能が著しく低下するHIV感染症では結核の感染・発病のリスクはきわめて高い．

① HIV 感染者における結核発病リスク

　非HIV感染者では，潜在性結核感染症（LTBI）から結核を発病するリスクは一生涯に5～10％だが，HIV感染者では毎年5～15％発病するといわれている[1]．また，HIV感染者の

ここが知りたかった 薬局で気づく疾患シグナル

●編集 坂口眞弓
●監修 石橋幸滋

保険薬剤師が来局者の「疾患シグナル」を認識し、適切に対応できるよう、症例を用いて解説。ベテラン薬剤師・新人薬剤師・患者の会話形式で、情報提供のコツがよくわかる。

■A5判・264頁 2018.3. 定価（本体3,200円＋税）

専門看護師、認定看護師が独学し、看護の治療と展開法をていねいに解説。

■B5判・312頁 2018.2. 定価（本体3,000円＋税）

する医療者による指導書。患者・家族のケアだけでなく医療者自身のケアにも言及した。

見分け方とつなぎ方

透析療法 ゴールデンハンドブック
■定価（本体3,200円＋税）2007.11.

リウマチ・膠原病診療 ゴールデンハンドブック
■定価（本体4,000円＋税）2017.1.

内分泌・代謝 ゴールデンハンドブック
■定価（本体3,800円＋税）2015.12.

血液内科 ゴールデンハンドブック（改訂第2版）
■定価（本体4,600円＋税）2016.10.

緩和ケア ゴールデンハンドブック（改訂第2版）
■定価（本体3,200円＋税）2015.6.

アレルギー診療 ゴールデンハンドブック
■定価（本体3,800円＋税）2013.6.

最新の治療シリーズ

年々進歩する専門領域の最新情報と治療方針を整理する。

＊2018年は、下記の2点がリニューアル。

循環器疾患 最新の治療2018-2019
神経疾患 最新の治療2018-2020

＊刊行時期はホームページでご確認ください。オンラインアクセス権は付きません。

■各B5判 定価（本体10,000円＋税）

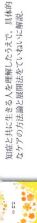

発売中
- 感染症 最新の治療2016-2018（＊）
- 糖尿病 最新の治療2016-2018（＊）
- 呼吸器疾患 最新の治療2016-2018（＊）
- 眼科疾患 最新の治療2016-2018（＊）
- 皮膚科疾患 最新の治療2017-2018
- 産科婦人科疾患 最新の治療2017-2018
- 消化器疾患 最新の治療2017-2018
- 腎疾患・透析 最新の治療2017-2019
- 血液疾患 最新の治療2017-2019

（＊）はオンラインアクセス権が付いております

同種・同効薬の違いをわかりやすく実践的に解説した好評シリーズ。 ＊B5判

●編集 黒山政一・大谷道輝

続々 違いがわかる！ 同種・同効薬
■164頁 2016.9. 定価（本体2,500円＋税）

好評書第3弾。「経口抗肝炎ウイルス薬」「狭心症治療薬」「SGLT2阻害薬」など、日常業務ですぐに役立つ12薬効群を収載。

続 違いがわかる！ 同種・同効薬（改訂第2版）
■266頁 2015.3. 定価（本体2,800円＋税）

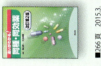

違いがわかる〜で掲載されなかった項目のうち、要望の多かった「オピオイド鎮痛薬」「抗不安薬」の項を新設。

違いがわかる！ 同種・同効薬（改訂第2版）
■220頁 2013.6. 定価（本体2,800円＋税）

研修医・若手医師を診療に役立つ具体的ポイントをコンパクトにまとめた。携帯に便利な新書判。

循環器内科 ゴールデンハンドブック（改訂第4版）
●監修 半田俊之介・伊苅裕二・吉田公一郎
■600頁 2018.4. 定価（本体4,800円＋税）

研修医・循環器内科シニアレベル必携バイブル。進歩のポイントインターベンション治療を中心に、structural heart diseaseや肺高血圧症の診療に関して項目を充実。

甲状腺・副甲状腺診療 ゴールデンハンドブック
■定価（本体3,500円＋税）2012.11.

神経内科 ゴールデンハンドブック
■定価（本体4,000円＋税）2018.5.

腎臓診療 ゴールデンハンドブック
■定価（本体4,200円＋税）2009.4.

小児・新生児診療 ゴールデンハンドブック（改訂第2版）
■定価（本体4,500円＋税）2016.5.

糖尿病治療・療養指導 ゴールデンハンドブック（改訂第2版）
■定価（本体3,000円＋税）2013.2.

感染症診療 ゴールデンハンドブック
■定価（本体3,800円＋税）2007.7.

"ここが知りたかった"さまざまな疑問に実践的に答えた

ここが知りたかった 認知症・パーキンソン病 スーパー処方の専門医が答える111の疑問
■162頁 2014.12. 定価（本体2,800円＋税）

ここが知りたかった OTC医薬品の選び方と勧め方
■318頁 2013.10. 定価（本体3,200円＋税）

ここが知りたかった 緩和ケア（増補版）
■302頁 2016. 定価（本体2,900円＋税）

ここが知りたかった 在宅ケアのお薬事情 薬剤師が答える111の疑問
■282頁 2013.9. 定価（本体2,800円＋税）

ここが知りたかった 向精神薬の服薬指導
■238頁 2012.10. 定価（本体3,200円＋税）

ここが知りたかった 腎機能チェック 薬剤師がおさえるべき腎機能を評価するコツ
■182頁 2015.6. 定価（本体2,800円＋税）

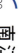

NANKODO 南江堂

www.nankodo.co.jp

〒113-8410 東京都文京区本郷三丁目42-6
（営業）TEL 03-3811-7239 FAX 03-3811-7230

定価は消費税率の変更によって変動いたします。
消費税は別途加算されます。

ご購入，ご注文はお近くの書店まで

■A5判・212頁 2018.3. 定価（本体 3,500円＋税）

● 著　長尾大志

新 英語抄録・口頭発表・論文作成 虎の巻
「英語が苦手な日本人研究者の目を引き評価されるには？」「学会発表前の準備は何から手をつける？」…こんな悩みを解決！
忙しい若手ドクターのために

■A5判・186頁 2017.3. 定価（本体 2,500円＋税）

● 著　上松正朗

臨床雑誌「内科」2018年4月増大号（Vol.121 No.4）

特集　高齢者医療ハンドブック
～高齢者医療におけるダイバーシティーへの対応～

高齢者医療には，疾患の重症度のみならず，機能低下や生活環境，提供される医療現場を包括的に評価した上での治療方針が必要である。各疾患の診療に関する項目のみならず，介護やリハビリテーション，終末期ケアなどのテーマも加えた，高齢者医療の全体像がわかる"特集"を目指した。

■B5判・112頁 2017.10. 定価（本体 2,800円＋税）

● 編集　日本消化器内視鏡学会関連研究会
慢性便秘の診断・治療研究会

慢性便秘症診療ガイドライン

■A5判・184頁 2017.10. 定価（本体 2,800円＋税）

● 著　渡部欣忍

続・あなたのプレゼン，誰も聞いてませんよ！
とことんシンプルに作り込むスライドテクニック
スライド作成技術の原則から具体的な修正方法までのすべてを解説！多くの実例が講演の場に再現という形式で紹介されている。

■B5判・222頁 2017.11. 定価（本体 6,500円＋税）

臨床雑誌「外科」2017年11月増刊号（Vol.79 No.12）

特集　外科手術器具の理論と使用法

総論では手術器具，手術材料の特性や基本的な仕組み，使用のメリット等を解説。各論では臓器の手術でどのように器具が選択され，どのような場面で使用されるのかが適切なのか，その適応と上手に使うコツなどの手技について解説した。
（「編集にあたって」より抜粋）

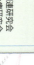

■A5判・140頁 2017.7. 定価（本体 2,700円＋税）

● 著　山下武志

実践的な研究者のプレゼンテクニックをビジュアルに解説
あなたのプレゼン，誰も聞いてませんよ！
シンプルに伝える魔法のテクニック

■A5判・226頁 2014.4. 定価（本体 3,000円＋税）

● 著　渡部欣忍

あなたのプレゼン，誰も聞いてませんよ！
シンプルに伝える魔法のテクニック

■A4変型判・196頁 2018年1-2月増刊号（Vol.23 No.2）雑誌「がん看護」2018年1-2月増刊号 定価（本体 3,300円＋税）

● 編集　荒尾晴惠　余宮きのみ

特集　がん疼痛マネジメント

「がん疼痛ごとの種類と病態，治療の項目を切り口に，一般の看護師があたればよいのかについて，エビデンスを持って思考ができるよう，新しい今日的な課題を含め総合的な（欲張りな）内容となった。
（「序文」より抜粋）

■B5判・214頁 2014.11. 定価（本体 3,800円＋税）

● 著　神田善伸

EZRでやさしく学ぶ統計学

■B5判・520頁 2017.9. 定価（本体 5,500円＋税）

臨床雑誌「内科」2017年9月増刊号（Vol.120 No.3）

特集　患者さんからよく尋ねられる内科診療のFAQ

実地医家が日ごろの診療で出くわしそうな質問＝「患者さんからよくある質問」を集め，その答えを，「教科書・ガイドラインではこう書いてあるが，実際にはこうしている」などの説明や患者さんに説明，押さえておくべきケースバイスタンスで解説した。豆知識も必要最低限のエビデンスについても解説した。

糖尿病に関する知識の伝達を年々改訂を続け、多くの読者から、ご家族に愛読されてきた好評書。

糖尿病治療の手びき 2017
(改訂第57版)

● 編・著　日本糖尿病学会

■B5判・150頁　2017.6.　定価（本体650円＋税）

『小児・思春期糖尿病コンセンサスガイドライン』の内容をもとに、要点を関連委員を中心にまとめた。

小児・思春期1型糖尿病の診療ガイド

● 編・著　日本糖尿病学会・日本小児内分泌学会

■B5判・102頁　2017.6.　定価（本体1,800円＋税）

高齢者特有の生理機能の変化や併発疾患など、たって考慮すべき点や臨床上の疑問についてCQ形式で解説。

高齢者糖尿病診療ガイドライン2017

● 編・著　日本老年医学会・日本糖尿病学会

■B5判・194頁　2017.6.　定価（本体3,000円＋税）

「専門ではない」けれども「診る機会がある」あなたへ

むかしの頭で診ていませんか？

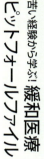

むかしの頭で診ていませんか？
循環器診療を
スッキリまとめました

● 編集　村川裕二

■A5判・248頁　2015.8.　定価（本体3,800円＋税）

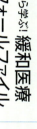

むかしの頭で診ていませんか？
血液診療を
スッキリまとめました

● 編集　神田善伸

■A5判・210頁　2017.10.　定価（本体3,800円＋税）

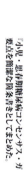

むかしの頭で診ていませんか？
呼吸器診療を
スッキリまとめました

● 編集　滝澤始

■A5判・230頁　2017.11.　定価（本体3,800円＋税）

むかしの頭で診ていませんか？
糖尿病診療を
スッキリまとめました

● 編集　森保道・大西由希子

■A5判・248頁　2017.12.　定価（本体3,800円＋税）

日常の診療に役立つ、知っておくと便利な各領域の知識をスッキリとまとめた。
①各項目の冒頭に結論を掲載　②一般臨床医が遭遇する可能性が高い病態に絞って解説
③「具体的にどうするのか」「なぜ考え方が変わったのか」など、要点をギュッと凝縮。
「〇〇は専門ではない」けれども「〇〇を診る機会がある」あなたに。

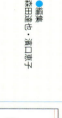

患者の何を見て、どのような質問を投げかけ、その後どう対応するか。チャート図と豊富な会話例でリアルに体感できる。

よい質問から広がる緩和ケア

● 著　余宮きのみ

■A5判・240頁　2017.2.　定価（本体3,000円＋税）

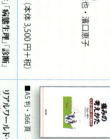

失敗事例を分析することで、臨床に役立つ知識と技能を修得することができるケーススタディ集。

苦い経験から学ぶ！緩和医療
ピットフォールファイル

● 編集　森田達也・濱口恵子

■B5判・238頁　2017.6.　定価（本体3,500円＋税）

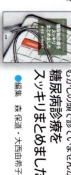

親しみやすい解説と豊富なイラストで「痛み」を楽しくマスター。

痛みの考えかた
しくみ・何を・どう効かす

● 著　丸山一男

■A5判・366頁　2014.5.　定価（本体3,200円＋税）

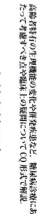

心筋梗塞発症者におけるコレステロールとの付き合い方について、Q&A形式でやさしく解説。
心筋梗塞を救ってくれなかったコレステロール
心筋梗塞とコレステロールの新常識

● 著　伊苅裕二

■A5判・148頁　2018.3.　定価（本体2,800円＋税）

プライマリケア医・非専門医に向け、臨床現場で役立つ呼吸器診療の考え方、実践ポイントを凝縮。
「定義・分類・診断基準」「疫学・病態生理」「診療」「治療」で構成、「治療」ではCQ形式で臨床上の疑問に解説。

多彩な統計解析機能を組み込んだ統計ソフト「EZR」の開発者自らが執筆。
リアルワールドデータとはどのようなデータなのか。活用の際のコツや注意すべきポイントとは。診療に役立てるためのエッセンスを凝縮。

初心者でもすぐにできる

医療スタッフ必携。南江堂の好評書籍

今日の治療薬 2018 解説と便覧

- 編集 浦部晶夫・島田和幸・川合眞一
- 便覧 ①薬剤の特徴的ガイド ②ジェネリック医薬品の薬価等を掲載 ③妊婦の安全性マークを変更 ④年に重要な『警告』『禁忌』マークを変更
- 解説 ①薬剤選択に迷ったときのワンポイントアドバイス ②見出しをさらに見やすく
- 付録 ①インデックスシール ②配合剤一覧表 ③代表的なレジメン一覧を掲載
- その他 見やすさはアップ。装幀の厚さはそのまま

■B6判・1,472頁 2018.1. 定価（本体4,600円＋税）

発刊40周年 ずっと利心。

本日の内科外来

- 編集 村川裕二
- "内科外来を担当する""専門医ほどではないが、内科診療にもあたる""そんな状況下で、何をすべきか（どうするか）""専門医に送るときとは何か"を、読破できる最小限ガイドとして、やさしく解説した手引き書。

■A5判・336頁 2018.3. 定価（本体4,600円＋税）

抗悪性腫瘍薬コンサルトブック 改訂第2版
薬理学的特性に基づく治療

- 編集 南 博信
- 適応・副作用・作用機序・耐性機序、投与スケジュールのほか、各薬剤の臨床薬理学的特長、それに基づく使用上のノウハウまでをコンパクトかつ明快に記載。さらに各がん種における代表的なレジメンも掲載。

■B6変型判・446頁 2017.8. 定価（本体5,000円＋税）

パーソン・センタード・ケアでひらく認知症看護の扉

- 編集 鈴木みずえ・酒井郁子

今日の臨床検査 2017-2018

- 監修 櫻林郁之介
- 編集 矢冨 裕・廣畑俊成・山田俊幸・石黒厚至
- 保険収載されている検査を網羅。「主要病態の検査」では、病型分類やフォローアップに必要な検査をまとめ、新たに『肺癌』『アレルギー』を追加。検体・検査対象物質などまとめた「概説」と、各検査項目の「解説」で構成。

■B6判・704頁 2017.5. 定価（本体4,800円＋税）

総合診療専門医マニュアル

- 編集 伴 信太郎・生坂政臣・橋本正良
- 初期診療で見逃してはならない重大疾患につながる症状・症候や、遭遇頻度別の「疑うべき疾患」リスト、「主要疾患スクリプト」から正しく診断へつなぐテクニックを解説。ジェネラリストが遭遇する全身の症候、主要疾患の診かたを小児から高齢者まで網羅した。

■B6変型判・546頁 2017.5. 定価（本体6,300円＋税）

チャートでわかる糖尿病治療薬処方のトリセツ
未来を護るベストチョイス！

- 著 野見山 崇
- 糖尿病の薬物療法について、各薬剤の基礎知識を押さえつつ、合併症・併存疾患の有無や高齢者など、患者さんの病態や状況に応じた処方のノウハウが学べる実践書。

■A5判・172頁 2017.9. 定価（本体3,200円＋税）

がん薬物療法看護スキルアップ
今日から活かせる72のエッセンス

- 編集 鈴木みずえ・酒井郁子

当直医実戦マニュアル 改訂第5版増補版

- 監修 実戦マニュアル編集委員会
- 編集 亀岡信悟・梅田悦生・瀧口 進・瀬下明良
- 今増補版では薬剤に関する情報・ガイドラインなどを最新のものに改訂、入院させるか、他院に搬送すべきか、翌日までどうしのぐか、というノウハウを凝縮させた一冊。

■B6変型判・448頁 2014.4. 定価（本体4,900円＋税）

患者さんにみせて伝える 吸入・点鼻・自己注射薬

- 監修 川合眞一
- 編著 北村正樹
- 吸入・点鼻・自己注射薬におけるデバイス薬剤に関する服薬指導の各領域の標準的治療法をまとめた。各デバイス薬剤の服薬手順を共通化し、一目で種類の手順もつかめる。

■A4判・170頁 2017.10. 定価（本体4,800円＋税）

ナースの"困った"にこたえる こちら臨床倫理相談室
患者さんが納得できる最善とは

- 編集 稲葉一人・坂井孝司郎・濱 恵子
- 雑誌「がん看護」での特集を書籍化。法的、倫理的のそれぞれの観点から読者に直接語りかけ、レクチャーを受けているような感覚で読み進められる。

■B5判・240頁 2017.12. 定価（本体3,000円＋税）

看取りケア プラクティス×エビデンス
今日から活かせる72のエッセンス

- 編集 稲葉一人・板井孝壱郎・濱 恵子

国立がん研究センター編

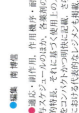

LTBI から結核を発病するリスクは非 HIV 感染者に比べ，113〜170 倍という報告もある[2].

結核と HIV の両者に感染している人が結核を発病するリスクは，1,000 人/年あたり 35〜162 といわれている[3]. HIV 感染者における米国の前向き研究では，ツベルクリン反応検査（ツ反）陰性者が結核を発病するリスクが 100 人/年あたり 0.4 であったのに対して，ツ反陽性者が結核を発病するリスクは 100 人/年あたり 4.5 であり，ツ反が陽転した人は 100 人/年あたり 5.4 と高かった[4]. 静注薬物使用者の前向き研究では，ツ反陽性の場合，HIV 陰性者では結核発病はゼロであったが，HIV 陽性者では 100 人/年あたり 7.9 と高率であった[1].

CD4 数が低値ほど結核発病リスクは高くなり，イタリアからの報告では，ツ反陽性者を 91 週間経過観察したところ，結核発病者は CD4$>$350 cells/mm^3 では 2.6%/年，CD4 200〜350 cells/mm^3 では 6.5%/年，CD4$<$200 cells/mm^3 では 13.3%/年であった.

しかしながら，抗レトロウイルス療法（anti-retrovirus therapy：ART）が HIV 感染者の予後を劇的に改善している現状では，ART を早期に開始することにより結核発病のリスクは減少しているという報告がある[5]. ART による治療例と未治療例では LTBI への対応を一律同じには考えられないかもしれない.

2 HIV 感染者における LTBI の診断

新たに HIV 感染症と診断された人は LTBI 診断のための検査（ツ反，IGRA）を受けるべきである. もし，この検査が陰性で CD4$<$200 cells/mm^3 の場合は，ART により CD4$\geq$200 cells/mm^3 になってから再検査をすることが勧められている[6].

米国では結核感染のハイリスク患者は毎年 LTBI 検査を受けることが推奨されている. ハイリスク患者としては刑務所に収監されている人，集団生活をしている人，薬物使用者，活動性結核患者に最近接触した人などが挙げられている[6].

1 ツ　反

ツ反の反応性は細胞性免疫機能に左右される. 活動性結核であっても細胞性免疫機能が低下した状態ではツ反の陽性率は低下し，偽陰性例が増加する. 特に細胞性免疫機能が著しく低下する HIV 感染症では，ツ反の診断能力は低下し，活動性結核を合併した HIV 感染者の 30%，AIDS 発症例の 60% 以上はツ反硬結径が 10 mm 以下であったという報告がある[7].

BCG 接種を行っていない米国では，ツ反により結核感染の判定を行っており，HIV 感染者ではツ反に対する反応が弱いので硬結径 5 mm 以上を陽性としている.

2 インターフェロンγ遊離試験（IGRA）

HIV 感染症における結核感染の診断においては，ツ反は感度が低下するが，IGRA の感度は良好である[8]. 現在使用されている IGRA はクオンティフェロン®TB ゴールド（第 3 世代：QFT-3G）と Quanti FERON TB ゴールドプラス（第 4 世代：QFT-Plus），T-スポット®.TB（T-SPOT）である. HIV 感染症では T-SPOT のほうが QFT-3G よりも感度が良好といわれていたが，両者を比較した 4 つのメタアナリシス（表1）ではひとつのみが T-SPOT の有用性が優るとしている. しかし，CD4 数が低値の場合は IGRA においても判定不能とな

表1 HIV 感染症における IGRA の感度・特異度
　　　―システマティックレビューとメタアナリシス―

文献	検査	感度%（95% CI）	特異度%（95% CI）	判定不能%（95% CI）
1	QFT-3G	61（41-75）	—	5（1-9）
	T-SPOT	72（62-81）	—	4（3-6）
2	QFT-3G	76.7（71.6-80.5）	76.1（74.0-78.0）	10（8.8-11.3）
	T-SPOT	77.4（71.4-82.6）	63.1（57.6-68.3）	13.2（10.6-16.0）
3	QFT-3G	61（54-67）	72（56-84）	8.2（6-11）
	T-SPOT	65（56-74）	70（55-82）	5.9（4-10）
4	QFT-3G	69（50-84）	76（53-90）	0.07[*]，0.08[**]
	T-SPOT	89（66-97）	87（38-99）	0.19[*]，0.10[**]

＊：fixed effect model，＊＊：random effects model，いずれも 95% CI は割愛
1. Cattamanchi A et al：Interferon-gamma release assays for the diagnosis of latent tuberculosis infection in HIV-infected individuals: a systematic review and meta-analysis. J Acquir Immune Defic Syndr **56**：230-238, 2011
2. Chen J et al：Interferon-gamma release assays for the diagnosis of active tuberculosis in HIV-infected patients：a systematic review and meta-analysis. PLoS One **6**：e26827, 2011
3. Santin M et al：Interferon-γ release assays for the diagnosis of tuberculosis and tuberculosis infection in HIV-infected adults：a systematic review and meta-analysis. PLoS One **7**（3）：e32482, 2012
4. Zhen-yu Huo et al：Accuracy of the interferon-γ release assay for the diagnosis of active tuberculosis among HIV-seropositive individuals：a systematic review and meta-analysis. BMC Infect Dis **16**：350, 2016
[1.〜4. を基に筆者作成]

ることがあり，ART により CD4 数が増加してから再検すべきである．

3 HIV 感染者における LTBI 治療

　HIV 感染者では IGRA 陽性であれば，LTBI 治療を行うべきであるとされている．IGRA 陰性であっても，活動性結核患者と最近接触した人については LTBI 治療を開始すべきという意見がある．LTBI 治療を行うことにより，結核発病を抑えることと結核のまん延を防ぐことが期待される．LTBI 治療開始前には活動性結核を発病していないかを必ず確認すべきである．活動性結核を見落とすと INH 単剤治療になってしまい，治療の失敗だけでなく INH 耐性菌を作ってしまうからである．

1 米国疾病予防局（CDC）の HIV 感染者に対する LTBI 治療法

CDC は HIV 感染者に対する LTBI の治療法として下記を挙げている[9]．
①INH 9 ヵ月治療
②イソニアジド（INH）＋リファペンチン（RPT）　週 1 回　12 週間
③リファンピシン（RFP）［あるいはリファブチン（RBT）］4 ヵ月治療
①が最も頻用されている治療法である．末梢神経障害を防ぐためにビタミン B_6 25 mg/日を併用する．
②はほかに疾患を合併しておらず ART を開始していない HIV 感染者のみに投与可能とされている．週 1 回，12 回投与で済み，治療法としては期待されるが，RPT はわが国では

承認されていない.

③は INH 耐性菌による LTBI と判明しているときや，INH の副作用で投与継続できない場合などに考慮される．しかし，リファマイシン系薬剤は抗 HIV 薬などと相互作用があるので，併用する場合は相互作用を考慮した抗 HIV 薬の選択が必要になる.

2 LTBI 治療の効果

LTBI 治療を行うことにより，結核の発病が 62％減少し，死亡が 26％減少したという報告がある[10]．INH 投与と ART は独立して HIV 感染者の死亡と重症日和見感染症を減らし，INH は結核発病を 37％減らした報告もある[11].

3 LTBI 治療薬の投与期間

投与期間については結核のまん延状態により異なる報告がある．結核の著しいまん延状態にあるボツワナからはツ反陽性者に対して 36 ヵ月治療（発病率 0.57/100 人年）が 6 ヵ月治療（2.22/100 人年）よりも有効（ハザード比 0.26）であるとの報告がある．これは新規感染や再感染の予防効果と考えられている．南アフリカでは，4 つの治療法［INH（300 mg/日）6 ヵ月，INH（300 mg/日）6 年，INH（900 mg/日）＋RPT（900 mg/日）週 1 回　12 週，INH（900 mg/日）＋RFP（600 mg/日）週 2 回　12 週］を比較し，結核発病に差がなかったと報告している．ブラジルでは，ツ反陽性の HIV 感染者に INH を 6 ヵ月投与し，7 年間結核発病を予防したという報告がある．結核のまん延状態がアフリカほどでないわが国では長期の INH 投与は必要ないであろう[12].

4 国立病院機構東京病院の事例

ART を行っている HIV 感染者において，IGRA が陽転した場合，将来結核を発病してくるのか，また INH 投与により結核発病を抑えることができるのかを明らかにすることを目的として，国立病院機構東京病院に通院し ART を行っている HIV 感染者に対して，年に 1 回，IGRA を行い，LTBI の早期発見を試みている（エイズ対策実用化研究事業：ART 早期化と長期化に伴う日和見感染症への対処に関する研究）．陽転者に対しては精査を行い，結核を発病していない場合は INH 投与あるいは経過観察とした．2 年以上経過の追えている 43 名の HIV 感染者のなかで，結核の既往がなく初回 IGRA が陽性であった 6 例では，4～6 年間経過を追っているが，結核発病者はいない．5 例は陰転化している．残りの 1 例は 6 年経過し，QFT および T-SPOT 共に値が低下している.

結核の既往がない症例で経過中に IGRA が陽性となった 4 例では，2 例に INH の投与を行い，IGRA の陰転化を認めた．しかし，ほかの 2 例では未治療で経過観察しているあいだに IGRA は陰転化した．4 例とも陽転してから 4～5 年が経過するが結核を発病していない.

IGRA 陽性者はいずれも ART を継続しており，CD4 は高値で HIV は陰性化している症例である．ART により免疫機能が回復していることが，結核発病のリスクを低下させている可能性がある．上記の結核の既往のない IGRA 陽性者 10 例では，8 例は INH の投与を行わなくても発病しないこと，IGRA が自然経過で陰転化する例もあることから，ART の治療を行い経過を追っているなかでの IGRA 陽転化については一律 INH の投与を行うことに

は慎重にならざるを得ない．HIV感染者でQFT-3G陽性者44例に，検査を再検したところ33例（72％）が陰転化したという報告[13]もあり，INHの治療を開始するのであればIGRAを再検することと結核患者との接触があったかどうかを精査する必要があるであろう．

■ 文　献

1) Selwyn PA et al：A prospective study of the risk of tuberculosis among intravenous drug users with human immunodeficiency virus infection. N Engl J Med **320**：545-555, 1989

2) Landry J et al：Preventive chemotherapy. Where has it got us? Where to go next? Int J Tuberc Lung Dis**12**：1352-1364, 2008

3) ATS/CDC Statement Committee on Latent Tuberculosis Infection. Targeted Tuberculin Testing and Treatment of Latent Tuberculosis Infection. American Thoracic Society. MMWR Recomm Rep **49**(PR-6)：1-51, 2001

4) Markowitz N et al：Incidence of tuberculosis in the United States among HIV-infected persons. Ann Intern Med **126**：123-132, 1997

5) The TEMPRANO ANRS 12136 Study Group et al：A Trial of Early Antiretrovirals and Isoniazid Preventive Therapy in Africa. N Engl J Med **373**：808-822, 2015

6) Panel on Opportunistic Infections in HIV-Infected Adults and Adolescents. Guidelines for the prevention and treatment of opportunistic infections in HIV-infected adults and adolescents：recommendations from the Centers for Disease Control and Prevention, the National Institutes of Health, and the HIV Medicine Association of the Infectious Diseases Society of America.〈http://aidsinfo.nih.gov/contentfiles/lvguidelines/adult_oi.pdf〉（2018年7月5日閲覧）

7) Johnson MP et al：Tuberculin skin test reactivity among adults infected with human immunodeficiency virus. J Infect Dis **166**：194-198, 1992

8) 日本結核病学会予防委員会：インターフェロンγ遊離試験使用指針．結核 **89**：717-725, 2014

9) Centers for Disease Control and Prevention：Treatment Regimens for Latent TB Infection (LTBI).〈https://www.cdc.gov/tb/topic/treatment/ltbi.htm〉（2018年7月5日閲覧）

10) Akolo C et al：Treatment of latent tuberculosis infection in HIV infected persons. Cochrane Database Syst Rev. 2010 Jan 20；(1)：CD000171. doi：10.1002/14651858.CD000171.pub3.

11) Rangaka MX et al：Isoniazid plus antiretroviral therapy to prevent tuberculosis：a randomised double-blind, placebo-controlled trial.Lancet **384**：682-690, 2014

12) 日本結核病学会予防委員会・治療委員会：潜在性結核感染症治療指針．結核 **88**：497-512, 2013

13) Gray J et al：Identification of false-positive QuantiFERON-TB Gold In-Tube assays by repeat testing in HIV-infected patients at low risk for tuberculosis. Clin Infect Dis **54**：e20-23, 2012

移　植

1 「潜在性結核感染症治療指針」[1]で推奨される対応・治療

　移植は活動性結核発病のリスク要因であり，一方，結核発病も移植臓器の拒絶，死亡に関連する移植の予後不良因子である．固形臓器移植レシピエントにおける結核発病リスクは一

般人口と比し 20〜74 倍[2] と高く，多くは移植後 1 年以内に発病する[3]．さらに，移植後の結核の診断と治療は，免疫抑制薬投与の影響などを受け，困難である[1]．感染診断 ［ツベルクリン反応検査（ツ反）やインターフェロン γ 遊離試験（IGRA）］の感度は，移植後低下する[4]．移植後発病例の多くに肺結核があるものの，肺外結核例の割合は一般人口の結核例に比して多い[5,6]．しばしば無症状で，胸部 X 線写真も正常であり，監視培養から診断される[6]．発病後の治療は抗結核薬の複数投与を要し，副作用や，リファマイシン ［リファンピシン（RFP），リファブチン（RBT）等］系抗菌薬投与による免疫抑制薬濃度低下により拒絶反応を招きやすく，死亡率は 10[3] 〜29%[5] と高率である．

1 LTBI 診断のスクリーニング対象

以上を考慮すると，LTBI 診断のスクリーニングを行う対象として最も適切なのは，発病ピークの手前，移植前の移植レシピエント候補者である[1]．問診（BCG 接種歴，過去のツ反の結果，結核症の既往と治療歴，結核患者との接触歴等），感染診断検査，画像検査を行い総合的に診断する．感染診断の検査法について，感度の高さと BCG 接種の影響を避けるため，わが国ではツ反ではなく IGRA を移植前に行うことが推奨されている．移植患者の IGRA 検査陰性例は発病への進展可能性が少なく，陰性的中率は高い[4,7]．画像検査にて胸部異常陰影がある場合，IGRA 陰性でも結核を含む感染症や悪性疾患の鑑別のため，呼吸器内科を受診させる．また移植術中にリンパ節腫脹等の異常が発見されれば生検を行い，感染症や悪性疾患の鑑別のため，抗酸菌を含む細菌検査や，病理検査を行う[6]．

2 LTBI 治療を考慮すべき対象

LTBI 治療を考慮すべき対象は，① IGRA 陽性者，②画像診断にて未治療の結核感染が疑われる例，③未治療の結核の病歴がある例，④活動性結核患者との接触歴がある例であるが，発病の可能性を除外する[6,7]．治療完遂と副作用（肝毒性等）出現の見込み，発病リスクと治療によるベネフィットを考慮し，十分なインフォームド・コンセントを行う．治療を行う場合「無症状病原体保有者」として届出を行い，服薬支援を得て治療完遂を目指す．薬物治療の第一選択はイソニアジド（INH）単剤でピリドキシンを併用しての 9 ヵ月間（または 6 ヵ月間）投与である．インド・パキスタンの腎移植症例を対象とした 4 つの RCT のメタアナリシスでは，INH 投与群はプラセボ群に比して，発病リスクの相対危険度 0.31（95%信頼区間：0.15-0.51）と有意な減少を示した[8]．結核罹患率のより少ない韓国での腎移植症例を対象としたランダム化比較試験（RCT）では，観察期間中央値 21.7 ヵ月で，プラセボ群 132 例での発症 3 例（2%）に対し，INH 9 ヵ月間投与群 131 例（完遂率 88%）中の発症はなく，有意差はなかった（$p=0.09$）が，INH 群で発症が少ない傾向を認めた[9]．発病後の拒絶や死亡のリスクを考えれば，INH 投与は検討に値する．INH 投与が不可能な場合，エビデンスに乏しいが RFP 単剤投与を検討する．RFP 投与は免疫抑制薬の血中濃度低下を招くリスクがあり，移植後は可能な限り避けるが，INH より肝毒性が少なく，肝移植例等で検討されることがある．治療開始は移植前が一般的で，移植前に完遂しなかった場合は移植後に完遂を目指す．肝移植の場合 LTBI 治療が肝機能悪化を招き，緊急移植が必要となる可能性もあり，治療開始の可・不可，時期，薬剤選択も含め，個々の症例に応じて対応する[6,7]．

3 副作用と発病（LTBI 治療されない例も含む）のモニタリング

移植以外のLTBI診療と大きく変わらないが，後述するように，移植臓器の副作用出現に，特段の配慮を要する．

2 事例の紹介

■事例1：40歳台，男性．移植前に病歴と画像から LTBI と診断し，加療し得た一例
- 兄弟からの生体腎移植施行．移植の約20年前に高血圧症，約10年前に腎硬化症を指摘され，約4年前に血液透析を導入．約15年前に義父，約5年前に職場の同僚が結核を発病．
- QFT-3G は判定保留（初回と3ヵ月後の再検で0.18と0.19）．胸部X線写真では問題ないが，CT では右上葉に索状影と粒状影（**図1**）を確認．
- 早期移植の希望が強く，気管支鏡検査に同意されず，患者の希望で活動性結核ではなくLTBI として治療開始．INH 単剤投与を移植2ヵ月前に開始，移植後も7ヵ月間投与を継続，副作用なく治療完遂．LTBI 治療開始および移植後約3年間，画像と喀痰の監視培養を継続したが増悪はない．

■事例2：70歳台，男性．移植後 IGRA が陽転化し，LTBI と発病の鑑別が困難だった一例
- 妻からの生体腎移植施行．石綿吸引歴あり．移植の20年前に2型糖尿病と診断，3年前に糖尿病性腎症進行により血液透析導入．移植前の IGRA 施行はなし．
- 移植2年後 QFT-3G は-0.14で陰性，移植3年後 T-SPOT は ESAT-6 が1，CFP-10が0で陰性．
- 移植3.5年後，右上葉にコンソリデーションが出現（**図2a**），肺炎と診断されセフェム系抗菌薬投与にて治療，約10日で陰影はほぼ消失，三連痰抗酸菌培養も陰性．
- 移植4年後の T-SPOT で ESAT-6 が8，CFP-10 が1で陽性となり当科紹介．右上葉の陰影は消失を保っていた（**図2b**）．
- 結核患者との明らかな接触歴なし．右上葉陰影を認めなければLTBI と診断したが，肺炎ではなく結核をいったん発病した可能性もあり，INH 単剤投与では耐性誘導で予後が厳し

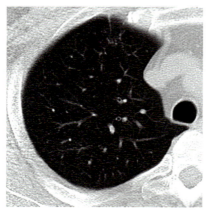

図1 事例1
LTBI 治療開始時．

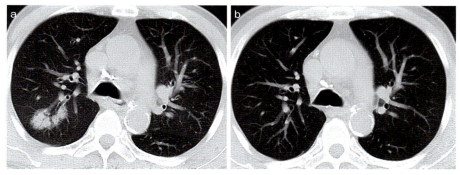

図2 事例2
a：移植3.5年後，肺炎発症時．石綿吸引歴があるため，縦隔リンパ節の評価は難しい．
b：移植4年後，IGRA陽転化．

くなる可能性がある旨を患者に伝えた．活動性結核の治療，気管支鏡施行，経過観察のいずれも同意せず，LTBI治療のみを希望したため，INH単剤を9ヵ月間投与．LTBI治療開始2年間（移植後6年），画像と喀痰の監視培養を継続したが再増悪はない．

3 実臨床における実際の対応と課題

本項 ❶－❷（p.75）で「LTBI治療を考慮すべき対象は…発病の可能性を除外する」と前述したが，発病の可能性を完全に除外することは不可能である．緊急移植のために抗酸菌培養等の検査結果を待てないこともある．気管支鏡検査を勧めても同意が得られないこともある．発病した場合に必要になるRFP（またはRBT）投与については，免疫抑制薬の血中濃度を頻回に測定すれば問題となる低下をきたさないことが多いが，拒絶を恐れ，投与に同意しない患者は多い．侵襲性やドナー候補者数から考えて再移植が容易でないためである．提示した2例の対応についてはわれわれのなかでも異論はあったが，リスク・ベネフィットについて患者にインフォームド・コンセントを行い，患者が選択した結果である．またLTBI治療により発病が完全に抑制できるわけでもない．結論として，結核の感染と発病の可能性を常に鑑別し，そのときどきに応じた適切な結核の診断と治療の手段を検討することが重要である．こうした対応が，結果的に，結核発病の抑制や早期発見，予後改善に結びつくものと考える．

接触者健診，肺結核の補助診断など，適切な条件下で使用すれば，事例2でも示したように，移植後でもIGRAは十分有用である．しかしIGRA陽性者の発病に対するPPVは低く，発病をより確実に予測するツールの開発が強く望まれる．

現在，ドナー候補者に発病のスクリーニングは行われてもIGRAは施行されないことが多い．移植された固形臓器内のLTBIを原因とする結核の発症の報告もある[10,11]．ドナー候補者のLTBI診断の必要性，発病リスク等について一定の見解はなく[7]，診断後の適切な介入についてもエビデンスはなく，今後の検討を要する．

国内外の移植に関するガイドラインやステートメントのなかで結核診療について言及されているが，移植臓器の別や地域罹患率の医療事情等も反映して，細かい見解は一致しない．背景となるエビデンスは不足し，さらなる蓄積が必要である．患者の価値観と背景（年齢，

居住地の結核罹患率，移植臓器，副作用や服薬終了の可能性等）を考慮し，結核と移植に携わる医療チームが最新のエビデンスを参照しながら，リスク・ベネフィットについて患者と意見を十分に交換し，個々の患者に応じた治療方針を決定するよう努めることが重要である．

■ 文　献

1) 日本結核病学会予防委員会・治療委員会．潜在性結核感染症治療指針．結核 **88**：497-512, 2013

2) Landry J et al：Preventive chemotherapy. Where has it got us? Where to go next? Int J Tuberc Lung Dis **12**：1352-1364, 2008

3) Torre-Cisneros J et al：Tuberculosis after solid-organ transplant：incidence, risk factors, and clinical characteristics in the RESITRA (Spanish Network of Infection in Transplantation) cohort. Clin Infect Dis **48**：1657-1665, 2009

4) Ishikawa S et al：Comparison of interferon-γ release assays, QuantiFERON TB-GIT and T-Spot. TB, in renal transplantation. J Infect Chemother **23**：468-473, 2017

5) Singh N et al：*Mycobacterium tuberculosis* infection in solid-organ transplant recipients：impact and implications for management. Clin Infect Dis **27**：1266-1277, 1998

6) José M Aguado et al：Tuberculosis and Nontuberculous Mycobacterial Infections, 7th Edition, David Schlossberg, ASM Press, Washington D.C., p.p. 607-622, 2017

7) Muñoz L et al：Prevention and Management of Tuberculosis in Transplant Recipients：From Guidelines to Clinical Practice. Transplantation **100**：1840-1852, 2016

8) Currie AC et al：Tuberculosis in renal transplant recipients：the evidence for prophylaxis. Transplantation **90**：695-704, 2010

9) Kim SH et al：Isoniazid treatment to prevent TB in kidney and pancreas transplant recipients based on an interferon-γ-releasing assay：an exploratory randomized controlled trial. J Antimicrob Chemother **70**：1567-1572, 2015

10) Kikuchi T et al：A hepatic graft tuberculosis transmitted from a living-related donor. Transplantation **63**：905-907, 1997

11) Centers for Disease Control and Prevention (CDC)：Transplantation-transmitted tuberculosis --- Oklahoma and Texas, 2007. MMWR **57**：333-336, 2008

ⓖ 必ずしも積極的な治療を必要としない例

❶ 曝露後 2 年を経過した接触者

「結核患者と接触し，結核菌に曝露した後，2 年を経過した」という状況設定は，理解しにくいかもしれない．「曝露したのに，2 年間も放置していた」という状況も想定されるが，「IGRA を実施したら陽性になった．小学生のころ，祖父が結核になった．それ以降は，結核患者と接触したことはありません」といった状況を考えて欲しい．

接触者健診で診断された潜在性結核感染症（LTBI）は，新たな感染である可能性がきわめて高い．感染 2 年以内の人が活動性結核を発病するリスクは LTBI に感染していない人に比べて 15 倍とされている[1]．

しかし，結核患者との接触が不明であったり，接触歴があったとしても2年以上の過去である場合は，積極的な治療対象とするべきではない．ほかに活動性結核を発症するリスク因子の有無などを考慮して判断することになる．

2 糖尿病

結核といえば糖尿病を想起するぐらい，結核患者で糖尿病を基礎疾患に有する人は多い．そのため，「糖尿病患者がLTBIと診断されても，積極的な治療を必要としない」といわれて，意外に思うことのほうが多いと思う．

糖尿病患者がLTBIであった場合，活動性結核を発病するリスクは1.5～3.6倍である[1~3]．また，メタアナリシス（13論文）から得られた相対危険度は3.11であったが，個々の研究のオッズ比は1.16から7.83と幅があった[4]．発病リスクは高血糖の程度と持続期間と相関し，HbA1cが7%未満では増加しないのに対して，7%以上では3程度と高かった[5]．結核の発病リスクは糖尿病の重症度と相関する[6]．このように，ひとつの知見として，血糖コントロールが不良の糖尿病は，結核を発病するリスク因子になっている．このため，糖尿病患者がLTBIであった場合には，血糖コントロールを適切に行うことが優先される．

3 医療従事者の新採用者

わが国の医療従事者，特に看護職の結核発病リスクは，同年代の女性と比較して罹患率は3～4倍程度高い[7~11]．また，疫学情報センターの結核登録者情報システムのデータベースを用いた解析でも，看護師（女性），医師（男性）は，結核罹患率が高いことが示された[12]．

また，医療従事者がLTBIと診断されるのは，定期健診や接触者健診など，積極的診断方法で発見されることが多いことも特徴になっている（詳細はIV章-3，p.94 参照）．

日本結核病学会予防委員会は，「医療施設内結核感染対策について」[13] を策定している．新採用医療職員に対しては，クオンティフェロン®TBゴールド（QFT）検査を実施し，ベースラインとして記録することを勧奨している．QFTが陽性であった場合は，最近（おおむね2年以内）の感染が疑われる者に対してLTBIの治療を推奨している[13]．つまり，新採用医療職員がQFT陽性になっても，治療対象になる可能性は低い．これは，①感染から時間が経過した場合には発病リスクは低くなること，②新採用職員の多くは，20歳台であり，このような若年の世代における結核既感染率は低く，QFTが陽性になっても陽性的中率（真にLTBIである）は必ずしも高くないことを考慮したものである．

ベースラインとして実施したQFT（第2世代：QFT-2G）が陽性になった医療従事者61名をLTBIの治療を行わずに286人年追跡した研究では，1人も発病しない，という結果であった[14]．これは，最近の感染でない限りは治療が必要ではないこと，結核罹患率が低い集団では陽性的中率が必ずしも高くないということを支持する結果ともいえる．

医療機関の新採用職員にQFTを実施すると，1～3%の陽性者が出ている[15]．医療従事者に対しては，QFTの結果の意味（特に，同世代での有病率，陽性率，陽性であったときの発病リスク），結核患者との接触の有無，基礎疾患の有無，胸部X線結果（新採用時に実施したもの，または採用後に実施したもの）などを考慮し，適切な対応策を提示することが重

要である.

4 低体重

低体重（BMI＜20）の者は，正常者（BMI＝20〜25）と比較して，活動性結核を発病する相対危険度は 2.8 倍である[16]．低体重の者に LTBI の治療を行うことについて，Tuberculosis Network European Trial Group（TBNET）の合意書では一般的には不要とされている[17]．ほかのリスク要因と併存した場合には LTBI 治療を検討する．

5 喫煙者

近年の疫学研究によって能動および受動喫煙は，結核感染の相対危険度は 1.5〜2 倍，発病の相対危険度は 2〜3 倍，空洞を含む重症化や結核死の相対危険度は 1.5〜3 倍程度とされ，独立した危険因子となっている[18〜20]．喫煙者の数は多いことから，能動・受動を問わず喫煙者が，活動性結核を発病に与える影響は大きいといえる．このため，禁煙対策を進めることが優先される．禁煙できない人を積極的に LTBI の治療の対象とするためのプログラムを検討する議論もある[19]．ほかの発病リスクが明らかな場合の LTBI の治療検討の際に考慮する必要があると考えられる．LTBI 治療を要する者に対しても喫煙に関する問診を必ず行い，喫煙者には禁煙の指導が必要である．

6 WHO の見解

世界保健機関（WHO）からは LTBI のガイドライン（Guidelines on the management of latent tuberculosis infection）が公表されている[21]．そのなかで，糖尿病，アルコール依存，喫煙者，低体重については，LTBI の治療効果が有害事象を上回るとする十分なエビデンスがないとしている．したがって，積極的に LTBI の診断と治療をする理由がない限り，積極的診断の対象とはしない．

■ 文 献

1) Landry J et al：Preventive chemotherapy. Where has it got us? Where to go next? Int J Tuberc Lung Dis **12**：1352-1364, 2008

2) Harries AD et al：The looming epidemic of diabetes-associated tuberculosis：learning lessons from HIV-associated tuberculosis. Int J Tuberc Lung Dis **15**：1436-1444, 2011

3) Dobler CC et al：Risk of tuberculosis among people with diabetes mellitus：an Australian nation-wide cohort study. BMJ Open **2**：e000666, 2012

4) Jeon CY et al：Diabetes mellitus increases the risk of active tuberculosis：A systematic review of 13 observational studies. PLoS Med **5**：e152, 2008

5) Leung CC et al：Diabetic control and risk of tuberculosis：A cohort study. Am J Epidemiol **167**：1486-1494, 2008

6) Baker MA et al：The risk of tuberculosis disease among persons with diabetes mellitus：A pro-

spective cohort study. Clin Infect Dis **54**：818-825, 2012

7）鈴木公典ほか：医療従事者からの結核．結核 **65**：677-679, 1990

8）鈴木公典ほか：産業衛生の観点からみた院内感染予防対策．結核 **74**：413-420, 1999

9）宍戸真司ほか：わが国の院内感染予防対策の現状と課題．結核 **74**：405-411, 1999

10）井上武夫ほか：愛知県における看護師の結核発病．結核 **83**：1-6, 2008

11）下内　昭ほか：大阪市における看護師結核患者発症状況の検討．結核 **82**：697-703, 2007

12）山内祐子ほか：近年の日本における女性看護師・男性医師の結核感染・発病のリスクの検討．結核 **92**：5-10, 2017

13）日本結核病学会予防委員会：医療施設内結核感染対策について．結核 **85**：477-481, 2010

14）伊　麗娜ほか：ベースライン第二世代クォンティフェロン®-TB 陽性者における発病の危険についての検討．結核 **87**：697-699, 2012

15）Igari H et al：Quality control in QuantiFERON-TB gold in-tube for screening latent tuberculosis infection in health care workers. J Infect Chemother **23**：211-213, 2017

16）Jick SS et al：Glucocorticoid use, other associated factors, and the risk of tuberculosis. Arthritis Care Res **55**：19-26, 2006

17）Solovic I et al：The risk of tuberculosis related to tumour necrosis factor antagonist therapies：a TBNET consensus statement. Eur Respir J **36**：1185-1206, 2010

18）Chan ED et al：Should cigarette smoke exposure be a criterion to treat latent tuberculous infection? Am J Respir Crit Care Med **182**：990-992, 2010

19）Bates MN et al：Risk of tuberculosis from exposure to tobacco smoke. A systematic review and meta-analysis. Arch Intern Med **167**：335-342, 2007

20）Slama K et al：Tobacco and tuberculosis：a qualitative systematic review and metaanalysis. Int J Tuberc Lung Dis **11**：1049-1061, 2007

21）World Health Organization：Guidelines on the management of latent tuberculosis infection. 〈http://www.who.int/tb/publications/latent-tuberculosis-infection/en/〉（2018 年 7 月 5 日閲覧）

Ⅲ. 潜在性結核感染症の治療

3 潜在性結核感染症の治療の実際

B 妊婦・小児に対する治療

1 妊婦に対する治療（表1）

1 妊婦・産褥婦の感染

　妊娠中および産後の結核発病リスクに関してはいくつかの検討報告例があり，年齢等をマッチさせた非妊娠コントロール群とのあいだで有意な差異を認めないとの報告[1] がある一方で，産後の発病頻度は非妊娠コントロール群に比して有意に高く，妊婦および産褥婦を結核発病にいたるハイリスクグループとして捉え，慎重なスクリーニングおよび観察の対象とすべきである，との報告[2] もみられる．

　また，妊婦および産褥婦に対するイソニアジド（INH）による潜在性結核感染症（LTBI）治療では肝機能障害，致死的な肝障害の出現頻度が増加する可能性がある，との報告[3] もみられており，妊婦および産褥婦に対するLTBIの治療適応は慎重な判断を要する．

　米国疾病予防局（CDC）によるLTBI治療指針[4,5]では，①結核感染リスクを有する妊婦（最近の感染性結核患者との接触があった例，結核高まん延国から転入してきた例，医療従事者など結核に感染するリスクが高い職業に就いている例など），②万が一，感染があった場合に発病にいたるリスクが高いと評価される妊婦（HIV感染例，糖尿病合併など発病リスクが高い基礎疾患を有する例など）を結核感染スクリーニング検査の対象とすべき，としている．さらに，LTBIと診断された妊婦のうち，HIV感染例[*) および最近の結核患者との接触

表1　妊婦に対するLTBI治療

治療対象	① HIV感染合併LTBI症例 ②最近の結核患者との接触歴があり，LTBIと診断された症例 これら以外のLTBI例については，治療適応を産後2〜3ヵ月時まで延期することを推奨されている
治療レジメン	通常成人と同様に INH（5 mg/kg/日，最大量300 mg）を6ヵ月または9ヵ月間投与，または RFP（10 mg/kg/日，最大量600 mg）を4ヵ月または6ヵ月間投与する
定期的な肝機能検査	妊婦および産褥婦ではINH治療に伴う肝機能障害，致死的な肝障害の出現頻度が増加する可能性が報告されており，治療開始時，有症状時のほか，定期的な肝機能検査の実施が推奨されている
ビタミンB_6補充	妊娠中には潜在的にビタミンB_6が欠乏している可能性もあり，ビタミンB_6の補充（ピリドキシン25〜50 mg/日）が推奨されている
LTBI治療を行っている産褥婦の授乳	授乳を中止する必要はない INH服用中の産褥婦より母乳栄養されている乳児に対してはビタミンB_6（ピリドキシン1〜2 mg/kg/日）を補充することが推奨されている

歴があった例[**]に対してはLTBI治療の適応を考慮すべきであり，また，一方でこれらのリスク要因を持たないLTBI妊婦については治療適応を産後2〜3ヵ月時まで延期することを考慮すべき，と示されている．

2 妊婦・産褥婦に対するLTBI治療

通常成人と同様にINH（5 mg/kg/日，最大量300 mg）を6ヵ月または9ヵ月間投与する．感染源となった結核患者のINH耐性が明らかな例や，肝障害によりINH投与が継続できない例などでは，治療薬剤をリファンピシン（RFP）（10 mg/kg/日，最大量600 mg）に変更し，4ヵ月または6ヵ月間投与する．INH，RFP両剤ともに催奇形性は報告されておらず，妊娠中にも安全に投与可能と評価されている[6]．ただし，わが国の両薬剤添付文書には「妊婦または妊娠している可能性のある婦人には，投与しないことが望ましい」との記載はみられる．

日本結核病学会予防委員会・治療委員会による「潜在性結核感染症治療指針」[7]では，妊婦を対象としたINHによるLTBI治療に際しては治療開始時，有症状時のほか，定期的な肝機能検査の実施を推奨している．

なお，妊婦においては潜在的なビタミンB_6欠乏の可能性も懸念されるため，INH投与に際してはビタミンB_6の補充（ピリドキシン25〜50 mg/日）が推奨されている．INH内服中の産褥婦が授乳することは禁忌とされていないが，母乳栄養の乳児に対してもビタミンB_6を補充すること（ピリドキシン1〜2 mg/kg/日）が推奨されている．

❷ 小児に対する治療（表2）

1 小児の感染

感染性を有する結核患者との接触が明らかとなった，あるいは，BCGワクチン接種後早期に接種部位にコッホ現象が疑われる局所所見を認めた，等の理由で感染診断検査が適応された結果，「感染あり」と判断されたが，発病を示す画像所見が指摘されなかった小児例（未発病感染例≒LTBI症例）に対しても発病予防を目的とした治療（LTBI治療）の積極的な

表2　小児に対するLTBI治療

薬剤	12歳以下小児用量 （mg/kg/日）	1日最大投与量 （mg/日）
イソニアチド（INH）	8〜15	300
リファンピシン（RFP）	10〜20	600

- 原則としてINHを選択するが，副作用や感染源患者がINH耐性であった場合にはRFPを使用する．
- 感染源が多剤耐性であることが明らかになった場合には，一般的にはLTBI治療を適応せずに発症の有無について慎重に追跡することが勧められている．
- 定期的な肝機能検査を実施することは必須でないが，定期的な診察を行い，肝機能障害が疑われる症状・所見の出現に関して慎重に評価する．
- 母乳栄養中の乳児にINH治療を適応する際には，ビタミンB_6補充を行うことが推奨されている．

[*][**]このような妊婦では結核菌の胎盤への血行性散布または発病が起こりやすい状態と評価される．

適応が勧められる．一般的には INH 単剤 8～15 mg/kg/日（最大 300 mg/日）を 6 ヵ月または 9 ヵ月間投与する[6]．小児結核感染例を対象とした INH 投与による結核発病予防効果を評価した研究は限られるが，発病にいたる頻度を 70～90％低下させる，とされている[8,9]．なお，母乳栄養中の乳児に INH を投与する場合には，ビタミン B_6 欠乏予防のためにピリドキシン 1～2 mg/kg/日，あるいは 5～10 mg/日を投与することが勧められている．成人に比して INH 治療に伴う肝障害出現頻度はきわめて低く，米国[10]や WHO[11]の結核治療ガイドラインでは治療期間中の定期的な肝機能検査の実施は不要と記載されている一方で，治療開始前には肝機能検査を実施し，肝障害がないことを確認する必要はある．しかし，肝機能障害を呈する例は皆無ではなく，（肝移植を要した INH による重症肝機能障害を呈した小児例の報告もあり[12]），定期的な受診（おおむね 1 ヵ月ごと）を指示し，肝機能障害が疑われる症状や理学所見がないことを慎重に確認することが重要である．感染源の INH 耐性が判明した場合や肝障害等の副作用により INH による治療継続が困難な例では，治療薬剤をRFP 単剤 10～20 mg/kg/日（最大 600 mg/日）に変更して 4 ヵ月または 6 ヵ月間の治療を適応する．

　その感染源が多剤耐性であることが明らかになった場合には，その対応方針に関して小児結核診療に習熟した医師に相談することが適当である．多剤耐性感染例の LTBI 治療効果に関するエビデンスが乏しいことのほか，適応した LTBI 治療レジメンが無効であった場合には使用した薬剤に対して新たに耐性を獲得する可能性も懸念されるため，一般的には再度LTBI 治療を適応せずに発症の有無について慎重に追跡することが勧められている．世界的にみると，発病にいたるリスクが高いと評価される HIV 感染合併小児例などを対象に多剤耐性菌 LTBI 症例に対する治療レジメンの有効性を評価した研究例が集積され，フルオロキノロンを中心とした治療レジメンの有効性および安全性が報告されている[13,14]が，いまだ推奨される治療レジメンや治療期間は定まっていない．

2　小児に対する LTBI 治療

　良好なアドヒアランスを維持しながら予定した治療を完遂することが，きわめて重要である．良好なアドヒアランスを維持するために，治療開始前にその保護者に対して（年長の小児では本人に対しても，わかりやすい言葉で），LTBI の診断根拠，LTBI 治療の必要性と有効性，治療に伴って起こり得る副作用，定期的な受診の必要性などについて十分に説明し，治療継続に向けた動機付けを行うことが肝要である．

　また，確実に必要な治療が継続されるために保健所と連携をとった服薬支援（DOTS）を適応することも重要な方策であり，小児科医療機関での外来 DOTS，ケースによっては保育園や幼稚園，学校における DOTS 実施も選択される．

■ 文　献

1) Espinal MA et al：Effect of pregnancy on the risk of developing active tuberculosis. J Infect Dis **173**：488-491, 1996

2) Zenner D et al：Risk of tuberculosis in pregnancy：a national, primary care-based cohort and self-controlled case series study. Am J Respir Crit Care Med **185**：779-784, 2012

3) Franks AL et al：Isoniazid hepatitis among pregnant and postpartum Hispanic patients. Public

Health Reports **104**：151-155, 1989

4）Centers for Disease Control and Prevention：Targeted tuberculin testing and treatment of latent tuberculosis infection. MMWR **49**：1-51, 2000

5）Centers for Disease Control and Prevention：Latent tuberculosis infection：A guide for primary health care providers.〈https://www.cdc.gov/tb/publications/ltbi/pdf/targetedltbi.pdf〉（2018 年 7 月 5 日閲覧）

6）Bothamley G：Drug treatment for tuberculosis during pregnancy safety considerations. Drug Safety **24**：553-565, 2001

7）日本結核病学会予防委員会・治療委員会：潜在性結核感染症治療指針．結核 **88**：497-512, 2013

8）Comstock GW et al：Isoniazid prophylaxis in Alaskan boarding school：a comparison of two doses. Am Rev Respir Dis **100**：773-779, 1969

9）Mount FW et al：Preventive effects of isoniazid in the treatment of primary tuberculosis in children. N Engl J Med **265**：713-721, 1961

10）American Thoracic Society Documents：American Thoracic Society/Centers for Disease Control and Prevention/Infectious Diseases Society of America：Treatment of Tuberculosis. Am J Respir Crit Care Med **167**：603-662, 2003

11）World Health Organization：Guidance for national tuberculosis programmes on the management of tuberculosis in children second edition.〈http://apps.who.int/iris/bitstream/10665/112360/1/9789241548748_eng.pdf?ua=1〉（2018 年 7 月 5 日閲覧）

12）Centers for Disease Control and Prevention：Severe isoniazid-associated liver injuries among persons being treated for latent tuberculosis infection-United States, 2004-2008. MMWR **59**：224-229, 2010

13）Seddon JA et al：Preventive therapy for child contacts of multidrug-resistant tuberculosis：a prospective cohort study. Clin Infect Dis **57**：1676-1684, 2013

14）Bamrah S et al：Treatment for LTBI in contacts of MDR-TB patients, Federated states of Micronesia, 2009-2012. Int J Tuberc Lung Dis **18**：912-918, 2014

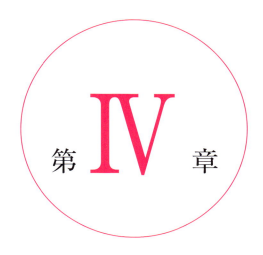

第Ⅳ章

医療従事者と潜在性結核感染症

IV. 医療従事者と潜在性結核感染症

1 医療従事者の結核感染・発病リスク

医療従事者は結核感染リスクの高い職種であることが知られている．図1は看護師の結核感染リスクを示した．女性看護師の場合，同世代の女性に比して結核感染のリスクが4倍程度高いことが示されている[1]．また，表1は結核登録者情報システムのデータベースを用いた解析の，看護師（女性），医師（男性）の結核罹患率を評価したものである[2]．医師も看護師も20～40歳台で活動性結核・潜在性結核感染症（LTBI）のリスクが高いことが示されている．

病院内の結核感染リスクが高い業務として，気管支鏡，気管挿管，そのほかの呼吸器への操作，吸入や喀痰吸引など咳を誘発する処置や開放性膿瘍の洗浄，剖検などのエアロゾルを発生させる業務が挙げられる．看護師で咳を誘発する業務に携わった者は感染リスクが高いことを示唆する報告がある[3]．

米国疾病予防局（CDC）は医療従事者での結核対策ガイドラインを策定し，その後も必要に応じて改訂して院内感染対策を強力に推し進めた[4]．これは1980年代に多剤耐性結核による院内感染事件が発生したことを受けたものである[5]．

わが国では，医療従事者の結核感染予防を目的に1993年に日本結核病学会予防委員会が「医療関係者の結核予防対策について」を策定し[6]，2010年には「医療施設内結核感染対策について」を策定した[7]．また，2011年に院内感染事例が急増したことを受けて，厚生労働科学研究の一環として「結核院内（施設内）感染対策の手引き（平成26年版）」が策定されている[8]．

集団感染事例は2011年以降減少傾向であったが，病院等における集団感染は横ばいであ

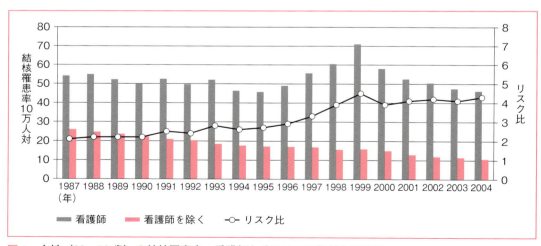

図1　女性（20～59歳）の結核罹患率　看護師とそのほかの職種との比較

［大森正子ほか：職場の結核の疫学的動向—看護師の結核発病リスクの検討．結核 82：85-93, 2007 を基に筆者作成］

表1 医療従事者の活動性結核・LTBI のリスク

結核の種類	時期	対象	年齢	相対リスク[95% 信頼区間]
活動性結核	2010	女性看護師	20 歳台	8.84 [6.78-11.51]
			30 歳台	7.65 [6.25-9.36]
			40 歳台	4.73 [3.69-6.06]
			50 歳台	3.60 [2.72-4.78]
			60 歳台	0.48 [0.20-1.16]
	2010	男性医師	20 歳台	2.88 [1.37-6.06]
			30 歳台	2.34 [1.43-3.84]
			40 歳台	0.96 [0.52-1.79]
			50 歳台	0.66 [0.36-1.23]
			60 歳台	0.40 [0.16-0.95]
LTBI	2010	女性看護師	20 歳台	62.8 [52.4-75.2]
			30 歳台	39.3 [33.5-46.1]
			40 歳台	29.2 [24.8-34.3]
			50 歳台	20.6 [16.5-25.6]
			60 歳台	11.6 [6.9-19.5]
	2010	男性医師	20 歳台	14.5 [8.6-24.3]
			30 歳台	14.0 [10.0-19.6]
			40 歳台	7.9 [5.3-11.6]
			50 歳台	7.8 [5.0-12.3]
			60 歳台	5.3 [2.0-14.2]

● 国の結核登録者情報システムの 2010 年の新登録者データベースから, 職業区分が「看護師・保健師・助産師」の女性,「医師」の男性を抽出し, 年齢, 診断 (新登録活動性結核および LTBI) 別の件数を調べた.
[山内祐子ほか: 近年の日本における女性看護師・男性医師の結核感染・発病のリスクの検討. 結核 92: 5-10, 2017 より引用]

る (図2). 社会福祉施設等には, 養護老人ホームや身体障害者更生施設が含まれている. 高齢者施設での結核集団感染事例から, 介護職員の結核感染リスクも分析されている[9]. 入所者に対して医療に準じる対応が必要になるこれらの施設も含めて,「医療従事者」の範囲を拡大して検討することも必要である. また, 結核病床を有する病院における医療従事者の発病は著しく減少していることから, 専門病院における院内感染対策が進展していることが考えられる[10].

1 院内感染の発生要因

結核院内感染が起こる要因として, 以下のような背景因子が考えられる[7].
①高齢者を中心に入院後に塗抹陽性と診断される例が多くみられる.
②若い医療従事者の大半が結核未感染である.
③結核に対する関心の低下から, 発見が遅れる場合がある (患者の受診の遅れと医師の診断の遅れ).
④施設の構造や設備は密閉された空間が多くなり, 感染防止対策の観点から適していない場合がある.
⑤気管支鏡検査, 気管内挿管や気管切開, ネブライザー, 痰の吸引, 胃管の挿入など咳を誘発する処置が増加した.

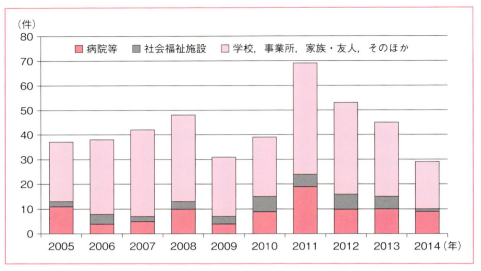

図2 病院等における集団感染事件報告数（2015年3月31日現在）
- 年ごとの変動はあるが，病院に関連する集団感染は全体の2割強になっている．
- 「病院等」は，病院，診療所，（介護）老人保健施設を含む．
- 「社会福祉施設」は，生活保護施設，養護老人ホーム，身体障害者更生施設等を含む．
- 結核集団感染の定義は，同一の感染源が，2家族以上にまたがり，20人以上に結核を感染させた場合をいう．ただし，発病者1人から6人が感染したものとして患者数を計算する．

[第6回厚生科学審議会結核部会（平成27年9月25日）．参考資料8〈http://www.mhlw.go.jp/file/05-Shingikai-10601000-Daijinkanboukouseikagakuka-Kouseikagakuka/0000098534.pdf〉を基に筆者作成]

2 医療機関における感染防止対策の考え方

　結核院内感染対策といった場合，「N95マスクは？」，「陰圧室は？」といった，備品や設備から入ってしまうことがあるが，結核院内感染対策の基本は，①組織的な対策（administrative control），②環境の整備（environmental control），③個人の吸入防御（personal respiratory protection）の3段階から成り立っている[4]．この3本柱は，同等の関係ではなく，①＞②＞③の順で優先される．

　最も重要なのは①組織的な対策（administrative control）であり，責任の明確化，リスク評価，感染予防計画の策定，細菌検査とその報告体制，結核疑いまたは確定患者への適切な対応，汚染された器材等の清浄・消毒，職員の教育・訓練，職員の健康管理，感染予防策の実践，呼吸感染防御と咳エチケット，保健所等との連携等が含まれる．

　日本結核病学会予防委員会が策定した「医療施設内結核感染対策について」[7]でも，「医療施設内結核感染予防の体制整備（安全衛生管理体制）」を第1項に挙げている．本書の性格上，LTBIやインターフェロンγ遊離試験（IGRA）に焦点があたっているが，院内感染対策というマクロ視点に立った位置付けを見失わないようにすることが重要である．

　厚生労働科学研究インフルエンザ等新興再興感染症研究事業の「結核院内（施設内）感染対策の手引き（平成26年版）」[8]のなかでは，医療機関に勤務する職員の健康管理のポイントとして，**表2**のことが記載された．LTBIに関連する項目としては，「1．採用時にはIGRAを実施し，ベースラインとして記録する」，「3．定期健康診断の確実な受診」が該当

表2　医療機関に勤務する職員の健康管理のポイント

1. 採用時には IGRA を実施し，ベースラインデータとして記録する
2. BCG 未接種で IGRA 陰性者に対する BCG 接種の要否について検討をする（感染リスクが特に大きい場合）
3. 定期健康診断の確実な受診
4. 普段の健康管理（特に長引く咳に注意）
5. 必要な場合に N95 マスクの着用

［厚生労働科学研究インフルエンザ等新興再興感染症研究事業「結核の革新的な診断・治療及び対策の強化に関する研究」（研究代表者：加藤誠也）：結核院内（施設内）感染対策の手引き平成 26 年版〈http://www.mhlw.go.jp/file/05-Shingi-kai-10601000-Daijinkanboukouseikagakuka-Kouseikagakuka/0000046630.pdf〉より引用］

表3　結核院内感染対策の基本的な 5 要素

1. 結核菌の除去	早期発見，一般患者等との分離，化学療法
2. 結核菌の密度の低下	換気，採痰時の注意，紫外線照射，患者のサージカルマスク着用
3. 吸入結核菌量の減少	職員のマスク（N95 マスク）
4. 発病の予防	BCG 接種（乳幼児等），LTBI 治療
5. 発病の早期発見	定期健診，有症状時の早期受診

［青木正和：院内感染防止策．結核院内感染防止ガイドライン，結核予防会，東京，27 頁，1998 を基に筆者作成］

する．

　また，結核院内感染対策の基本的な 5 要素を青木が提案している（**表 3**）[11]．ここでも，LTBI に関する項目は 4 番目に記載されている．

■ 文　献

1）大森正子ほか：職場の結核の疫学的動向──看護師の結核発病リスクの検討．結核 **82**：85-93，2007

2）山内祐子ほか：近年の日本における女性看護師・男性医師の結核感染・発病のリスクの検討．結核 **92**：5-10，2017

3）築島惠理ほか：肺結核患者に接触した医療従事者のツベルクリン反応検査．結核 **79**：381-386，2004

4）Jensen PA et al：Guidelines for preventing the transmission of Mycobacterium tuberculosis in health-care settings, 2005. MMWR **54**（RR-17）：1-141, 2005

5）Centers for Disease Control and Prevention（CDC）：Nosocomial transmission of multidrugresistant tuberculosis to healthcare workers and HIV-infected patients in an urban hospital-Florida. MMWR **39**：718-722, 1990

6）日本結核病学会予防委員会：医療関係者の結核予防対策について．結核 **68**：731-733，1993

7）日本結核病学会予防委員会：医療施設内結核感染対策について．結核 **85**：477-481，2010

8）厚生労働科学研究インフルエンザ等新興再興感染症研究事業「結核の革新的な診断・治療及び対策の強化に関する研究」（研究代表者：加藤誠也）：結核院内（施設内）感染対策の手引き（平成 26 年版）．〈http://www.mhlw.go.jp/file/05-Shingikai-10601000-Daijinkanboukouseikagakuka-Kouseikagaku-ka/0000046630.pdf〉（2018 年 7 月 5 日閲覧）

9）柳原博樹：介護職の結核感染リスク──高齢者施設の結核集団感染事例の分析．結核 **89**：631-636，2014

10）井上武夫ほか：愛知県における看護師の結核発病．結核 **83**：1-6，2008

11）青木正和：院内感染防止策．結核院内感染防止ガイドライン，結核予防会，東京，27 頁，1998

Ⅳ. 医療従事者と潜在性結核感染症

2 医療機関の新採用職員の健康診断

1 結核の感染リスク

　医療従事者の結核罹患率が高いことが示されている．Ⅳ章-1，表1（p.89）に示したとおり一般の人と比較して，女性看護師・男性医師は，活動性結核・潜在性結核感染症（LTBI）のリスクが高い[1]．特に，20歳台，30歳台では顕著であり，50歳台以降になると差がなくなる．

　日本結核病学会予防委員会が2010年に策定した「医療施設内結核感染対策について」[2]では，新採用職員の健康診断として，雇入れ時の健康診断に際しては法令に定められた検査項目のほか，QFT検査の実施を推奨した［策定当時はクオンティフェロン®TBゴールド（第3世代：QFT-3G）のみであったが，その後にT-スポット®．TB（T-SPOT）も利用できるようになり，さらにQFTの次世代製品QuantiFERON TB ゴールド プラス（QFT-Plus）が発売された］．

　特に①結核患者と常時接触する職場（結核病棟など）や，②結核感染の危険度の高い部署（微生物検査室・病理診断室）における勤務者に対して積極的に勧奨している．これはつまり，対象となる者は限定されるということである．そして，雇入れ時のツベルクリン反応検査（ツ反）は推奨しない．インターフェロンγ遊離試験（IGRA）の適応については，年齢制限は行わないこととした．

　これらは，医療従事者の結核感染リスクが高いことを示す報告に基づき[3~7]，この点を重視したものである．この結果，IGRAを新採用職員の健康診断として実施する病院は増えていった．なかでも，大学病院や急性期病院など，結核を発病するようなリスクの高い免疫抑制宿主を診療する病院において，IGRAは普及している．

2 結核病棟を有する病院や微生物検査室

　新採用職員に実施したIGRAの結果をベースラインとする．結核患者に接触したり，検体をとおして結核菌に曝露するリスクの高い部署では，定期的にIGRA検査を実施することが望ましい．新採用職員のベースラインは，感染が生じたときの判断材料になる．また，明らかに感染性のある結核患者に接触した場合に実施される接触者健診結果の判断材料にもなる．

3 結核病棟を有しない病院

　結核患者に接触する機会は限られる．新採用職員に実施するIGRAは，自施設における結核患者の発生状況を考慮して，実施することが望ましい．また，予期せずして結核患者の診療に従事していた場合には，保健所が実施する接触者健診の対象になる．

大学病院などで実施した新採用職員の QFT 陽性率は 1〜3% で，同世代の結核既感染率相当の結果であった．したがって，LTBI をスクリーニングして治療対象とすることの意義は少ない[8]．しかし，ベースラインの IGRA を把握することは，職員が結核患者に接触した場合の接触者健診の判断材料になり，早期対応が可能になる．

IGRA を実施した場合には，結核に関する既往歴，結核患者との接触歴等を聴取し，LTBI の診断と，治療の適否を判断する．IGRA 陽性でも最近 2 年以内の接触でなければ，積極的治療対象とはしない．定期健康診断での胸部 X 線検査などで健康管理を行う．

IGRA を実施しない場合は，定期健康診断にて胸部 X 線検査で健康管理を行う．職員自身が個人としても受診に努める．病院の管理者側も，未受診者がないよう特に医師の受診率の向上に努める．

■ 文　献

1) 山内祐子ほか：近年の日本における女性看護師・男性医師の結核感染・発病のリスクの検討．結核 **92**：5-10, 2017

2) 日本結核病学会予防委員会：医療施設内結核感染対策について．結核 **85**：477-481, 2010

3) 大森正子ほか：職場の結核の疫学的動向―看護師の結核発病リスクの検討―．結核 **82**：85-93, 2007

4) 井上武夫ほか：愛知県における看護師の結核発病．結核 **83**：1-6, 2008

5) Yoshiyama T et al：Estimation of incidence of tuberculosis infection in health-care workers using repeated interferon-gamma assays. Epidemiol Infect **137**：1691-1698, 2009

6) 矢野修一ほか：当院結核病棟に勤務歴を有する看護師における QuantiFERON® TB-2G の検討．結核 **83**：359-363, 2008

7) 中島由槻ほか：結核病棟を有する医療施設における職員の QFT-2G の経時的変化とツ反検査結果との対比．結核 **83**：445-450, 2008

8) Igari H et al：Quality control in QuantiFERON-TB gold in-tube for screening latent tuberculosis infection in health care workers. J Infect Chemother **23**：211-213, 2017

Ⅳ. 医療従事者と潜在性結核感染症

3 結核病床を有する医療機関での健康診断

1 結核の感染リスク

　結核病床を有する病院における医療従事者のクォンティフェロン®TBゴールド（第2世代：QFT-2G）の陽性率は10%程度であった[1,2]．比較対象として，大学病院で医療従事者を対象にクォンティフェロン（第3世代：QFT-3G）とT-スポット®.TB（T-SPOT）を同時実施した成績では，QFT-3GとT-SPOTの陽性率はそれぞれ2.9%と4.3%であった[3]．また，結核病床を有する病院の医療従事者は結核に感染するリスクが高いことがわかる．結核病床を有する病院において，病院職員のQFT-2Gの経過を観察した報告がある．結核病床勤務者は陽性の結果が多く，陽転率は100人/年あたり0.6であり，一般人口の感染リスクよりもかなり高いことが示されている[4]．

2 結核病床を有する医療機関での健康診断

　結核院内感染対策については，厚生労働省科学研究インフルエンザ等新興再興感染症研究事業の「結核院内（施設内）感染対策の手引き（平成26年版）」が公表されている[5]．病院職員の健康管理のポイントとしてⅣ章-1，表2（p.91）の5項目が挙げられている．特に潜在性結核感染症（LTBI）の診断を意識した項目として，「1. 採用時にはIGRAを実施し，ベースラインデータとして記録する」と「3. 定期健康診断の確実な受診」が該当する．

1 採用時のIGRA

　新規採用職員に対して，採用時点（ベースライン）の結核感染歴の有無を把握するためにIGRAの実施が推奨されている[5,6]．日本結核病学会予防委員会が策定した，「医療施設内結核感染対策について」[5]では，特に結核患者と常時接触する職場（結核病棟等）で強く勧められるとしている．ただし，結核治療歴がある等の結核感染の明らかな者は対象としない．
　また，胸部X線によって，活動性病変のないことを確認する．
　IGRAが陽性であった者で，2年以内に感染した可能性が高いと考えられる場合にはLTBIとして治療を行う[6]．
　すでに勤務している職員に対してもIGRAを実施してベースラインの検査結果を記録しておくと，結核院内感染が疑われる事例が発生した場合に新たな感染の有無を判断する際にきわめて有用な情報となる[7]．

2 定期健康診断で実施するIGRA

　結核病学会予防委員会が策定した「医療施設内結核感染対策について」[6]では，結核患者と常時接触する職場（結核病棟等）では，雇入れ後も定期的なIGRAの実施を勧奨してい

る（注　策定当時は QFT-3G のみであったが，現在は T-SPOT も利用できる．さらに QFT-Plus も発売された）.

前述の「結核院内（施設内）感染対策の手引き（平成26年版)」[5] では，ベースライン IGRA 陰性者については，定期的に IGRA 検査を行い，陽転した場合は LTBI 治療を考慮する，としている．

しかし，結核病床を有する病床においては，結核感染リスクが高いことがわかっており，定期健康診断には，IGRA を実施することが望ましいと考える．

Ⅳ章-1．表3（p.91）は，結核院内感染対策の基本的な5要素である[8]．LTBI あるいは IGRA については，「4．発病の予防」と「5．発病の早期発見」に関連している．

本書の性格上，LTBI と IGRA の視点が強調されてしまうが，最終目標は結核院内感染対策であったり，医療従事者の健康管理である．

結核病床を有する病院では，結核院内感染対策の基本方針を立て，確実に実施することが必要である．そのなかで，IGRA の位置付けを明確化していくことが重要である．

■ 文　献

1）矢野修一ほか：当院の結核ハイリスク医療従事者における QuantiFERON® TB-2G の検討．結核 **82**：557-561，2007

2）中島由槻ほか：結核病棟を有する医療施設における職員の QFT-2G の経時的変化とツ反検査結果との対比．結核 **83**：445-450，2008

3）Tanabe M et al：The Direct Comparison of Two Interferon-gamma Release Assays in the Tuberculosis Screening of Japanese Healthcare Workers. Intern Med **56**：773-779, 2017

4）Yoshiyama T et al：Estimation of incidence of tuberculosis infection in health-care workers using repeated interferon-gamma assays. Epidemiol Infect **137**：1691-1698, 2009

5）厚生労働省科学研究インフルエンザ等新興再興感染症研究事業「結核の革新的な診断・治療及び対策の強化に関する研究」（研究代表者：加藤誠也）：結核院内（施設内）感染対策の手引き（平成26年版）〈http://www.mhlw.go.jp/file/05-Shingikai-10601000-Daijinkanboukouseikagakuka-Kouseikagakuka/0000046630.pdf〉（2018年7月5日閲覧）

6）日本結核病学会予防委員会：医療施設内結核感染対策について．結核 **85**：477-481，2010

7）日本結核病学会予防委員会：治療委員会：潜在性結核感染症治療指針．結核 **88**：497-512，2013

8）青木正和：院内感染防止策．結核院内感染防止ガイドライン，結核予防会，東京，27頁，1998

Ⅳ. 医療従事者と潜在性結核感染症

4 院内感染が疑われる場合の接触者健診

わが国の結核は，低まん延化と共に高齢者への偏在が顕著となっている．高齢者は慢性疾患等で治療中の者が多く入院受療率も高いため，高齢結核患者の割合が高い地域では，他疾患の治療等を目的として入院した高齢者が，入院中に結核と診断される例が増えている．入院時の（ルーチン検査として実施した）胸部X線で異常影を指摘されたことを契機に結核を早期診断できた事例が多い反面，「他疾患（例：肺線維症）の疑いで入院し，副腎皮質ホルモン治療等を行ったことにより肺結核が急速に進展し，入院から1ヵ月経過後の喀痰検査で塗抹（3＋）が判明した」といった事例も数多く報告されている．後者のような事例では，診断の遅れた結核患者から病院の職員（医療従事者）および同室患者等への感染リスクが高いと推定されるため，保健所の関与による接触者健診が必要である．

実際に医療機関で結核の接触者健診を実施すべき事例が発生した場合には，健診の方法等について管轄保健所と当該医療機関とのあいだで十分協議する必要がある[1]．感染症法第17条では，都道府県知事および保健所設置政令市・特別区の首長（その委任を受けた保健所長）が接触者健診を実施できる旨を規定している．いい換えると，保健所には接触者健診の実施権限があるものの，実施の義務はなく，病院の職員等を含めたすべての接触者健診を保健所が主体的に実施することを想定した規定ではない．結核の院内感染の恐れのある事例が発生した場合の現実的な対応として医療機関では，医療法等の法令に基づき，医療安全管理や院内感染対策の観点から，主体的に原因調査や感染拡大防止（健診を含む）に取り組む必要があることから，感染症法第17条に基づく都道府県知事等による健診（対象者に受診勧告書を交付して実施する健診）ではなく，医療機関自らの責任で職員等の健診を実施する方法が考えられる．

1 接触者健診の対象者が病院の職員に限定される場合

たとえば，接触者健診の対象者が病院の職員に限定される場合などは，保健所が健診の実施方法に関する参考資料（例：接触者健診の手引き）を病院の院内感染対策委員会等に情報提供し，健診方法を十分に協議したうえで，健診の医学的検査部分の実施を医療機関に任せる方法がある．このような方法で実施した場合，保健所は感染症法第17条に基づく健診を発動しないものの，医療機関が実施した職員等の健診結果については同法第15条に基づいて調査できるので，事前協議の際に保健所は病院に対して健診結果に関する情報提供を依頼するのが一般的である．健診実施後も，保健所は医療機関から提供された健診結果の情報を分析し，健診の事後管理等の方法についても病院と協議しながら進めることになる．

2 接触者健診の対象者が入院・外来患者を含めた多数に及ぶ場合

一方，接触者健診の対象者が，医療機関の職員のみでなく入院・外来患者等を含めた多数に及ぶ場合は，保健所の積極的関与が必要である．接触者健診の対象とされたものの，すで

に退職した職員や退院した患者等の健診についても，保健所の積極的関与による健診が必要である．加えて，院内感染対策の対象となった医療機関に対しては，医療安全の確保（医療法第 6 条の 12）および清潔保持と構造設備の衛生面を含めた安全確保（同法第 20 条）等の観点からも，管轄保健所が再発防止等のための助言・指導を行う場合がある．

3 接触者健診の対象の範囲

なお，院内感染が疑われる（または心配な）場合の接触者健診の対象者の範囲については，判断の難しい事例が多い．このような場合，病院等の職員（医療従事者）については，万一発病した場合に感染拡大リスクの大きな職種でもあるので，やや広め（多め）に接触者健診の対象者を選定することは妥当である．そのうえで，各対象者に対しては適当な時期にインターフェロン γ 遊離試験（IGRA）を実施して感染の有無を検査することが望ましい．

病院では，医療従事者の雇入れ時健診で IGRA（ベースライン値の把握目的の検査）の実施を推奨されているが，実際には未実施の病院が多い．未実施の病院であっても，初発患者の感染性期間（他人に感染させる可能性のある期間）における接触が短期間であった職員の場合は，当該患者の診断直後に IGRA を実施すれば，その検査結果をベースラインとして代用できる場合が多い．このような事項を含めて接触者健診の具体的な進め方については，管轄保健所に遠慮なく相談することが望ましい．

■ 文 献

1) 感染症法に基づく結核の接触者健康診断の手引きとその解説（平成 26 年改訂版），阿彦忠之（編），結核予防会，東京，11-90 頁，2014

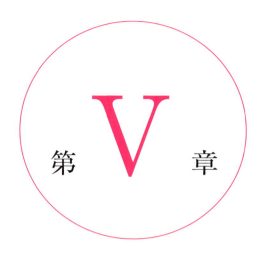

第 V 章

潜在性結核感染症に関する法律・制度

V. 潜在性結核感染症に関する法律・制度

1 届出と保健所での対応

結核は，感染症法による二類感染症に分類され，結核患者だけでなく，潜在性結核感染症（LTBI）で治療を要する者についても，発生届，服薬支援，公費負担制度，保健所での登録・管理などが法令（感染症法および関係政省令）等で規定されている．

また，感染症法第 11 条に基づき厚生労働大臣が告示した「結核に関する特定感染症予防指針」（最終改正：平成 28 年 11 月 25 日）には，「LTBI の者に対して確実に治療を行っていくことが，将来の結核患者を減らすために重要である」と明記されている．

① LTBI の発生届

感染症法に基づき医師は，「結核患者（確定例）」および「LTBI（結核の無症状病原体保有者で結核医療を必要とすると認められる者）」の届出基準（**表 1**）を満たす者を診断したときは，ただちに最寄りの保健所に届出を行わなければならない（感染症法第 12 条）．患者等の居住地が別の保健所管内にある場合でも，医療機関を管轄する最寄りの保健所に届出を行えば，その内容が患者居住地の保健所へ通知される仕組みとなっている（同法第 53 条の10）．

1 LTBI の届出対象

若年者のいわゆる初感染結核に限定したものではない．年齢や結核感染歴の新旧に関係なく，IGRA 等の検査で結核感染ありと診断された者（発病所見の明らかでない結核既感染者を含む）に対して，活動性結核への進展（顕性発病）を防ぐために抗結核薬の投与が必要と判断された場合も，届出対象となる．たとえば，膠原病などの基礎疾患があり免疫抑制薬や

表 1　感染症法に基づく結核の届出基準

結核患者（確定例）	●患者の症状や診察所見等から結核が疑われ，かつ，画像検査や喀痰・胃液・気管支肺胞洗浄液等の各種検体を用いた病原体検査（塗抹，分離培養，核酸増幅法）や病理検査等の結果に基づき結核（活動性結核）と診断した場合は，結核患者（確定例）として届出を行う．
LTBI 発生届の様式では，「無症状病原体保有者」の区分で届出を行う	●結核の臨床的特徴を呈していないが，免疫学的検査（IGRA またはツ反）の結果により「結核感染あり」と診断され，かつ，抗結核薬［通常はイソニアジド（INH）単剤］による治療が必要（LTBI）と判断された場合は，結核の無症状病原体保有者として届出を行う． ●5 歳未満の乳幼児においては，IGRA（ツ反）で陽性所見が確認できない場合であっても，感染性結核患者の飛沫のかかる範囲での反復，継続した接触歴がある等の疫学的状況から結核感染に高度の蓋然性が認められ，治療が必要と判断された場合に届出を行う．

［感染症法に基づく届出基準等に関する厚生労働省健康局結核感染症課長通知（平成 18 年 3 月 8 日健感発第 0308001 号）を基に筆者作成］

副腎皮質ステロイドで治療中（または治療予定）の患者が，IGRA 等の結果により LTBI と診断されたために抗結核薬を処方する場合も，無症状病原体保有者としての届出が必要である．

2 LTBI の乳幼児の届出

また，5 歳未満の乳幼児においては，IGRA（ツ反）で陽性所見が確認できない場合であっても，感染性結核患者の飛沫のかかる範囲での反復，継続した接触歴がある等の疫学的状況から結核感染に高度の蓋然性が認められる者については，届出の対象とされている．たとえば，喀痰塗抹陽性の肺結核患者の濃厚接触者のなかに BCG 未接種の乳幼児が含まれていた場合，当該結核患者の登録直後の接触者検診では，乳幼児が感染していたとしても，IGRA（ツ反）はウィンドウ期（感染後 2〜3 ヵ月）のために陽性とならない可能性が高い．そのため，患者の登録直後の IGRA（ツ反）が陰性であっても（または両検査を未実施であっても），LTBI 治療の実施が推奨されており，このような事例の届出は珍しくない．

3 LTBI の届出の徹底

届出漏れが多いのは，医師が LTBI で治療を要すると診断したものの，本人が抗結核薬の服用を希望しない等の理由で治療を実施しない場合が挙げられる．LTBI 治療を要すると診断されたにもかかわらず治療を実施しない者の結核発病率は，LTBI 治療を完遂した者の発病率に比べて明らかに高いことが示されている．このため，たとえば結核患者の濃厚接触者で IGRA 陽性と判定され LTBI 治療を要すると診断されたものの（本人が希望しない等の理由で）治療を実施しない事例については，結核の初感染発病のタイミングを考慮して，その後 2 年間の経過観察（発病の有無の把握）が必要である．この経過観察を実施するためにも，LTBI で治療を要すると診断された者については，本人が治療を希望しない場合，あるいは高齢者等で副作用の懸念から主治医の判断で治療を実施しない場合等を含めて，保健所への届出を徹底する必要がある．なお，この届出が行われた場合，発病の有無を把握するための経過観察は，感染症法第 17 条による接触者健診ではなく，必要に応じて保健所が同法第 53 条の 13 に基づき「登録中の者に対する精密検査（いわゆる管理検診）」として実施する（実際には，保健所から委託された医療機関で胸部 X 線検査等を実施する場合が多い）．

2 LTBI と保菌者（キャリア）の相違点

結核以外の感染症，たとえば三類感染症の細菌性赤痢や腸管出血性大腸菌感染症の場合，無症状病原体保有者のことを一般的には保菌者（キャリア）とよんでいる．キャリア（carrier）は，病原体の運搬役という意味で，病原体を自分の体内に持ち続けながら症状を示さず，他人への感染源になる者を指す用語である．LTBI が感染症上は無症状病原体保有者として扱われることから，細菌性赤痢等の保菌者と同様に，感染性がある（感染源になる）と誤解され，LTBI で治療中の者が職場から病気休暇の取得を勧奨された等の事例もある．しかし，細菌性赤痢の保菌者（糞便等を通じて排菌あり，飲食業等従事者に対する就業制限の措置あり）と違って，LTBI は未発病の状態で排菌もなく，感染性はまったくないので就業制限の対象にもならない（**表2**）．高齢者施設や介護保険サービス事業所等の職員対象の研修会では，

表2 **LTBIと細菌性赤痢の保菌者のちがい**

感染症	無症状病原体保有者の呼称	症状	感染症法による届出基準	体外への病原体の排出	感染性	就業制限	治療目的
結核	LTBI	なし	IGRA等で，「結核感染あり」と診断され，治療を必要とすると認められた場合	なし	なし	なし	発病の予防
細菌性赤痢	細菌性赤痢の保菌者	なし	検便で，赤痢菌が陽性と判明した場合（治療の有無にかかわらず届出が必要）	あり（糞便中）	あり	あり（飲食業等）	排菌の陰性化

同様の誤解に基づく質問が多いので，LTBIは非感染性であり，発病予防目的で治療が行われることを今後も啓発する必要がある.

3 保健所での対応

1 登録管理

保健所では，医師からの結核の発生届を起点として，個別の結核登録票を用いて患者等（LTBIで治療を要する者を含む）の登録を行い，治療内容や菌検査等の結果，服薬状況等を把握しながら，治療開始から終了，その後の経過観察まで一貫した管理を行っている（感染症法第53条の12）.

2 家庭訪問指導等による治療支援

登録中の患者等に対する治療支援にあたっては，保健所の保健師等による家庭訪問指導等（感染症法第53条の14）が重要な役割を果たしている．具体的には，保健所の保健師等が結核患者およびLTBI治療対象者を訪問し，または電話等で連絡をとり，療養上の相談に応じると共に，処方された薬剤の確実な服用を含めた療養状の必要事項について指導し，治療完遂に向けた支援を行っている.

結核の早期制圧に向け，結核およびLTBI治療は，優先度の高い重要な施策である．LTBI治療対象者に対しても，結核患者と同様に日本版21世紀型DOTS戦略（日本版DOTS）を適応し，治療を担当する医療機関や保健所が連携のうえ，治療完遂を目指した指導や支援を行うことが大切である.

3 医療費の公費負担

LTBI治療対象者に適用される医療費の公費負担制度（感染症法第37条の2）は，結核の適正医療の普及を図ると共に，長期の服薬を余儀なくされる患者の経済的な負担を軽減し，療養意欲を維持することを目的とした制度である．「勧告に基づく入院患者」以外の一般患者等（通院患者，LTBI治療対象者を含む）が対象であり，申請のあった医療内容を感染症診査協議会が診査し，厚生労働省が示した「結核医療の基準（厚生労働大臣告示）」に照らして適正と判断された場合に承認される．この場合も，保険給付を優先しつつ，結核医療費

については，最終的な自己負担が総額の5%になるように公費負担される．対象となる医療費は，結核予防法および厚生労働省令に定められた治療や検査の費用であり，具体的には，上記の医療基準に適合した治療，胸部X線検査，胸部CT検査，副作用をチェックするための諸検査に関して自己負担額が低減される．基準外の検査（例：胸部MRI検査）等は対象外となっている．

この公費負担でしばしば問題になるのは，保健所への申請の遅れである．公費負担の適用は原則として，保健所における申請書の受理日以降が対象となる．患者負担を少しでも軽減するために，診断確定後の迅速な申請手続きが望まれる．

4 LTBI治療終了後の管理方法

1. 結核治療終了後の管理

結核患者（確定例）については，治療（化学療法）終了後も再発の有無の確認のため，原則として2年間，6ヵ月ごとの病状把握が必要とされている．この病状把握は，患者の治療を実施した医療機関で胸部X線検査等により実施している場合が多いので，保健所が患者本人の了解を得てその検査結果を医療機関に照会して確認するほか，必要に応じて感染症法第53条の13に基づく精密検査（いわゆる管理検診）を実施して発病の有無を確認している．

2. LTBI治療終了後の管理

これに対して，LTBIの治療終了後の管理方法については，厚生労働省令（感染症法施行規則第27条の7）の改正，および「活動性分類等について」の一部改定（平成28年11月）等により，管轄する保健所長の判断により「治療終了時点または治療終了後2年以内の適当な時点において病状把握を終了し，登録を取り消すこと」が可能となった．日本版DOTSに基づく適切な服薬支援を推進してLTBI治療完遂者の割合を高めることにより，LTBI治療後の経過観察を省略または簡略化するという趣旨の制度改正である．ただし，保健所長がLTBI治療終了後の経過観察の必要性を判断する際には，日本結核病学会予防委員会の提言（平成28年5月）[1]を参考にすることとされているので，制度改正の根拠となった研究知見を含めて，同提言の内容を以下に概説する．

3. 日本結核病学会予防委員会による「潜在性結核感染治療終了後の管理方法等について」

LTBI治療終了後の経過観察が必要か否かを判断する際に重要な指標は，治療後の結核発病率（発病リスク）である．発病リスクが低ければ定期的な経過観察の有用性はきわめて低いが，治療後も発病リスクが高いと推定される場合は経過観察を行う意義がある．LTBI治療後の結核発病率には，治療レジメン（INH単剤6ヵ月等）の有効性や規則的服薬の実施状況のほか，治療対象者の合併症（結核発病の危険因子となる合併症）や免疫状況等さまざまな因子が影響を及ぼす．関連する国内外の研究成果を概観すると，LTBI治療例では，同じ発病リスク要因を持ちながら未治療だった例よりも結核発病率が明らかに低く，治療終了後の発病リスクが2年以内に特に高いという知見は認められない[2~4]．LTBIと診断されても結核発病リスクが低いと推定される者，たとえば医療従事者の雇入れ時健診においてインターフェロンγ遊離試験（IGRA）の結果が陽性でLTBIと診断された者については，LTBI未治療でも発病率が低く[5]，LTBI治療を完遂した場合には経過観察の必要性が乏しいとされている．

一方，大規模な結核集団感染事例等，LTBI治療対象者の属する集団の結核発病リスクが

高いと推定される場合には，治療後の発病率の高い例が認められるので，治療終了から数年以上経過後の発病例もあることを念頭に置いた対応が必要である．

LTBI 治療終了後の結核発病率は一律でなく，さまざまな因子の影響を受けて変動するものであるが，米国やカナダなどの結核治療指針における LTBI 関連の勧告では，治療終了後の経過観察は基本的に不要であるとし，有症時の早期受診を基本とする方法が推奨されている（ただし，エビデンスレベルの高い研究成果に基づく勧告ではない）．

日本結核病学会予防委員会では，最近の研究知見や米国等における対応を踏まえて，LTBI 治療終了後の管理方法について次のように提言した．

■ LTBI 治療終了後に一律 2 年間，6 ヵ月ごとの病状把握を行うのではなく，治療後も発病リスクが高いなどの理由で保健所長が「結核の予防または医療上必要がある」と認める者に対して管理検診等による病状把握を行う方法とすべきである．
■ LTBI 治療終了者のうち発病リスクが高くないと保健所長が判断した者については，LTBI 治療の効果と限界，結核発病時の症状等を説明したうえで，有症時の早期受診を指示することを基本とし，治療終了後 2 年間のうち適当な時点において結核回復者から除外（すなわち登録を削除）できるようにすべきである．

この提言のなかでは，保健所長が「LTBI 治療終了後の病状把握の必要性」を判断するための参考となる考え方（**表 3**）を例示している．基本となるのは，**表 3** の 1-1 に示した例である．すなわち，治療終了後の病状把握を必要とする特別な事由（集団感染の明らかな接触者グループに属する等）がなく，日本版 DOTS に基づく服薬確認が実施され，規則的治療が完遂したと判断された者については，治療終了後の経過観察が不要であり，治療終了と同時に登録削除も可能である．ただし，その場合には，LTBI 治療の効果と限界および結核発病時の症状等を説明したうえで，有症時の医療機関受診の指導を徹底する必要がある．

表 3　LTBI 治療終了後の病状把握の必要性に関する考え方

1．LTBI 治療終了後に保健所による病状把握が不要な場合（例示）
1．病状把握が必要となる事由（下記 2．のいずれか）が存在せず，日本版 DOTS に基づく服薬確認が実施され，治療中断および不規則治療もなく治療が完遂したと判断された事例
2．医療従事者の雇入れ時健診等（ベースライン検査目的）で IGRA 陽性と判定されて LTBI 治療を行った場合
3．生物学的製剤等の免疫抑制作用を持つ薬剤を使用するために LTBI 治療対象になった者で，ほかに発病リスクが高くなる要因がなく，原疾患等の医療のために定期的な医学的管理下に置かれる場合

2．LTBI 治療終了後等に保健所による病状把握が必要な場合（例示）
1．LTBI 治療の中断例あるいは不規則治療例
2．明らかな集団感染事例等，接触者集団の結核感染率が高いと推定される場合（感染性が非常に高いと推定される結核患者との濃厚接触歴があり，当該患者から感染したと思われる事例を含む）
3．接触者健診で IGRA 陽性と判定され LTBI 治療を要すると診断されたが，治療を希望しない等の理由で治療を実施しない事例（→接触者健診を契機として LTBI 治療を要すると診断された者については，本人が治療を希望しない場合でも結核の無症状病原体保有者としての発生届を徹底する等の対応が必要）
4．そのほか，発病リスクは高くないものの，経過観察等の配慮や支援が必要と判断された場合（発病に対する強い不安を訴え定期的な経過観察を求める事例，発病した場合に影響の大きい職種に従事しており職場等から経過観察の支援が求められた事例等）

［日本結核病学会予防委員会：潜在性結核感染症治療終了後の管理方法等について．結核 91：593-599. 2016 を基に筆者作成］

結核患者（確定例）と同様に，LTBI治療対象者についても全例，日本版DOTSの対象であり，保健所のLTBI対策としては，治療終了後の管理よりも治療中の服薬支援を優先すべきである．適切な服薬支援により治療完遂者の割合を高めることにより，LTBI治療後の経過観察を簡略化できるようにしたのが制度改正の目的でもある．

■ 文　献

1）日本結核病学会予防委員会：潜在性結核感染症治療終了後の管理方法等について．結核 **91**：593-599，2016

2）Ferebee SH：Controlled chemoprophylaxis trials in tuberculosis. A general review. Adv Tuberc Res **17**：28-106, 1970

3）Zellweger JP et al：Risk Assessment of Tuberculosis in Contacts by IFN-g Release Assays, A Tuberculosis Network European Trials Group Study. Am J Respir Crit Care Med **191**：1176-1184, 2015

4）豊田　誠：潜在性結核感染症治療による発病予防効果と発病時期の遅延について．結核 **88**：667-670，2013

5）伊　麗娜ほか：ベースライン第二世代クォンティフェロン®-TB陽性者における発病の危険についての検討．結核 **87**：697-699，2012

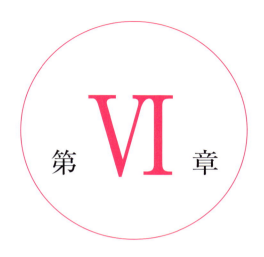

第VI章

今後の期待と課題

VI. 今後の期待と課題

1 診断の課題と世界的にみた状況

1 潜在性結核感染症とその診断における IGRA の限界

　潜在性結核感染症（LTBI）は，結核菌に対する獲得免疫が成立している者のうち活動性結核でない状態，つまり画像検査等でどこにも活動性結核病変を検出できない状況ととらえられる[1]．結核症の病態を理解するためには便利な考え方であるが，いまだに定義があいまいである．一方，臨床的には LTBI のなかで発病する可能性の高い者を特定することが重要である．インターフェロン γ 遊離試験（IGRA）は BCG や環境菌である非結核性抗酸菌は産生しないが結核菌が産生する分泌蛋白を刺激抗原として用い，末梢血中のエフェクター T リンパ球の IFN γ 産生量や IFN γ 産生エフェクター T リンパ球数を評価し，結核菌群に対する獲得免疫の有無を評価する検査である．抗酸菌感染者全体から結核菌感染者を抽出できる点において，ツベルクリン反応検査（ツ反）に比べて優位性は明らかである[2]．しかし IGRA の特異度は高いものの，活動性結核の約 10％が偽陰性となるため，感染者のうち発病する可能性の高い者を特定することは難しい（図1）．

　そのため，一般的には IGRA 陽性者のうち発病のリスク因子となる臨床背景に鑑みてLTBI 治療の適応を判断する．しかし発病のリスク因子の多くが宿主の免疫力低下を伴うが，IGRA は宿主の免疫反応を利用する検査であることに鑑みると，発病リスクの高い者ほど IGRA の結核感染診断の感度が低下することになる．ツ反も宿主の免疫反応を利用する検査

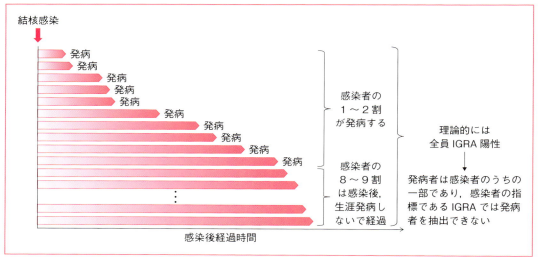

図1　感染者と発病者
感染と発病は連続性であり，臨床的に症候や画像所見を伴い結核菌が臨床検体から検出されることを発病と定義すれば十分な肉芽種反応が誘導されない，あるいはいったん形成された肉芽腫が維持されなくなり結核菌が増殖する等の，臨床的（マクロ）にはとらえられないが，将来臨床的な発病にいたる前にミクロな変化が先行すると考えられ，これは臨床的な発病を「マクロな発病」ととらえればミクロの視点からの発病（「ミクロな発病」）といえる．

であるが，免疫抑制状態にある場合には，結核発病予測におけるツ反とIGRAの有用性には差はないといわれている[3]．結核感染者のうち発病するものは1～2割程度であるが，発病のリスク因子を有する者のなかにも発病する可能性の高い者やその可能性が低い者が混在している．結核感染を診断するIGRAで結核発病予測は難しいことがわかる．

2 発病リスクの高いLTBIを検出する

治療を要するLTBI，つまり発病のリスクの高い感染と，低い感染の鑑別には感染から発病にいたるメカニズムを解明し，発病にいたる過程で認められる発病に特異的な変化を明らかにして，それを応用し発病する可能性のある，あるいは発病の途上にある感染者を適確にスクリーニングするための検査法を確立することが重要である．現在，血液中の蛋白成分，細胞成分やmRNA，などさまざまな発病のバイオマーカーの検索が進められているが，宿主の免疫状態に影響を受けないバイオマーカーが望まれる[4]（図2）．

一方，最近のpositron emission tomography（PET）を用いて個体内に存在する複数の結核病変の活動性を同時に評価した報告によれば，同一個体内でも炎症の程度は病変ごとに異なっていること，また病理学的にも同一個体に菌が完全に封鎖された安定した肉芽腫病変から，肉芽腫が崩れ，菌が増殖して肉芽腫周囲への逸脱を示唆する，つまり発病にいたる過程にあることを示唆する肉芽腫まで，さまざまな状態にある結核病変が混在していることなど，同一個体における個々の結核病変の異質性が注目されている[5]．

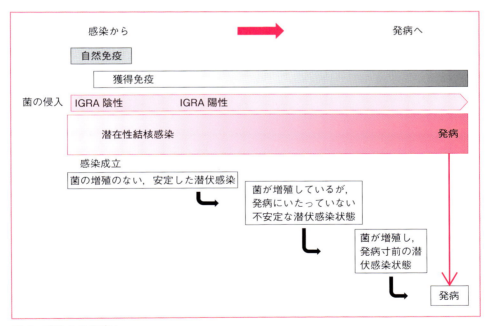

図2　**感染から発病へ**
感染後から発病にいたる経過は連続的な変化であり，ある時点からいきなり感染になるのではなく，臨床的な発病にいたるまでに発病途上の状態がある．安定した感染状態には認めないが発病途上にあるときに安定した感染状態には認めない生体反応があれば，それを発病リスクのバイオマーカーとして利用できる．

3　発病リスクの高い感染者を検出できる指標の検索

1　結核における液性免疫の意義

　結核症において液性免疫の意義は不明であったが，肉芽種を構成する細胞成分にはBリンパ球が含まれており，液性免疫が結核の病態になんらかの意義を有することが想定される．1900年代前半から結核菌の菌体成分に対する血清診断法やワクチン開発が試みられてきた．なかでも糖脂質成分をCD1を介して抗原として認識されるメカニズムが解明されてから，活動性結核の補助診断法として，結核菌の細胞壁の構成成分である lipoarabinomannan（LAM）や，trehalose dimycolate（TDM）などの脂質や糖脂質を抗原とする抗体検査法が開発され，喀痰検査前の発病者のスクリーニング検査として期待された．しかし，これらの検査は抗酸菌全体の共通抗原を対象としていることや，感染と発病を区別できないこと，等により十分な臨床的意義を検証できず，診断法やワクチン開発の焦点は液性免疫から細胞性免疫を基軸とするものに変わって行った．

　一方，最近結核における免疫グロブリンの詳細な解析から，結核の病態における液性免疫に関する新たな知見が報告されている[6]．特にある種の抗体が潜在性感染状態を保持する，つまり発病を抑制する作用を有する可能性が示唆されている．Lu らは潜在性結核感染者の血中には活動結核患者には認められない細胞内に存在する結核菌の増殖抑制作用を有するIgG 抗体が存在することを報告している[7]．また免疫グロブリンのクラスにより結核の病態に及ぼす影響に違いがあることもわかってきた．Zimmerman らは，潜在性結核感染者のIgA 抗体には結核菌の上皮細胞への侵入を抑制する効果があるが，活動性結核患者から得られた IgG 抗体には上皮細胞やマクロファージへの結核菌の感染を促進する作用があることを報告している[8]．これらのことから潜在性感染状態と発病状態では機能の異なる免疫グロブリンが血中に存在することが判明してきた．さらにこれらの免疫グロブリンの病態抑制性と病態促進性の機能のちがいに関する機序の解明も進められている．これらの結果は，潜在性結核感染者の血中に存在する発病抑制性の免疫グロブリンが低下することが発病と関連する可能性を示唆しており，感染者の発病リスクの評価に利用できる可能性を意味する（図3）．また，発病阻止，細胞内での増殖を抑制する抗体の特性が判明すれば，相当する機能を有する抗体の産生を誘導するワクチンの開発も期待される．結核の病態では細胞性免疫が重要であり液性免疫の意義は薄い，という考え方が一般的であったが，今後の研究により結核の病態における液性免疫の意義についての解明が進めば，肉芽腫の構成細胞であるBリンパ球や形質細胞の意義が明らかにされ，LTBI の診断や治療に新たな道が開かれる可能性がある．

2　発病を反映する細胞性免疫の特徴

　感染から発病にいたる経過で，次第に獲得免疫としての細胞性免疫が発達してゆくが，発病にいたる場合といたらない場合では，誘導される細胞性免疫の質に相違があることも指摘されている．最近，潜在性感染状態から発病にいたる過程でTリンパ球のなかでCD4[+]CD25[+]T cell（制御性Tリンパ球）分画が増え，治療により低下すること，Tリンパ球のheparin−binding hemagglutinin（HBHA）への反応性の低下が発病のリスクになること，結核菌感染細胞を障害するCD8[+]Tリンパ球数の減少が発病と関連すること，などが指摘さ

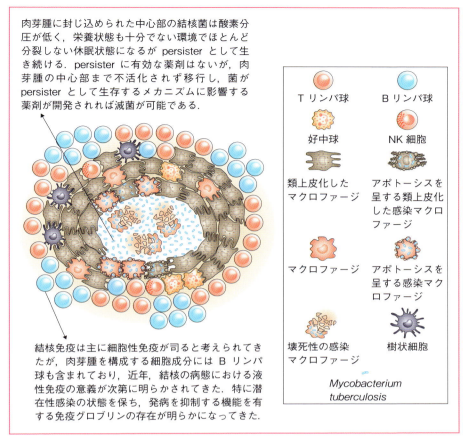

図3 結核性の肉芽種
[Cadena AM et al：Heterogeneity of tuberculosis. Nat Rev Immunol **17**：691-702, 2017 を基に筆者作成]

れている．また，$CD8^+$T リンパ球はグランザイム B の結核菌感染細胞に対する作用を介して発病を抑制していることが報告されており，グランザイム B が高値であれば発病のリスクが低く，低値であれば発病のリスクが高い，と考えればグランザイム B の血中濃度が発病およびそのリスクのバイオマーカーになる可能性がある[4,9)]．また，IGRA のなかでも QuantiFERON® TB ゴールドプラス（QFT-Plus）では，結核菌特異抗原刺激に対するエフェクター T リンパ球の IFNγ の産生量とともに，$CD8^+$T リンパ球の機能を評価し，感度を向上させている．

3 発病者を予測する網羅的解析

今後は次世代シークエンサーや，liquid or gas chromatography-mass spectrometry や MR スペクトロスコピー（magnetic resonance spectroscopy）などを用いた metagenomics, metatranscriptomics（RNA シークエンシング）や metaproteomics, metalipidomics, metabolomics などの網羅的解析により，安定した感染状態と発病にいたるリスクの高い，あるいは発病途上にある感染状態との違いを反映する因子がとらえられ，それらが発病リス

クのスクリーニングに応用されるであろう[4].

a. 疾患感受性遺伝子

結核感染に関する遺伝学的背景についても知見が集積されてきたが，今後さらに発病者と非発病者のゲノム解析を進めることにより感染とは別に発病リスクを規定するゲノム情報の解明が期待される．

b. transcriptomics

近年細胞内で発現している RNA を網羅的に検出する transcriptome analysis が注目されている．サルでの検討を経て，ヒトにおいて潜在性感染状態にある症例の末梢血の transcriptome analysis を行ったところ，その後発病した例と発病を免れた例のあいだで RNA 発現パターンが異なっており，16 種類の mRNA の発現状態（transcliptional profile）の評価が発病を予測する指標になり得ることが報告されている[10].

4 LTBI における結核菌情報とその治療への応用

結核菌は栄養状態，低酸素状態，pH などが増殖に適さない条件になると，代謝活性を落とし分裂，増殖をしない休眠状態に変化し，persister になることが知られている．しかし結核菌が休眠状態に変化し，それを維持するメカニズムが解明されれば，それを結核菌の再活性化，増殖抑制に応用できる可能性がある．そのような結核菌の増殖を調節する因子として mycobacterial DNA binding protein 1（MDP1）が知られている[11]．MDP1 は菌体内で核酸と 50S リボゾームに結合し転写を抑制することにより休眠状態に導くことが知られている．さらに MDP1 は結核菌の細胞壁に移動しその構成成分となり，貪食作用を有さない気道上皮細胞や線維芽細胞の表面に存在するヒアルロン酸を認識してその細胞内に侵入し持続感染を介在することが知られている．このように MDP1 にはマクロファージのなかで菌の活動性を低下させて薬剤の影響を受けない休眠状態になると共に，殺菌作用を受けにくい気道上皮細胞への感染を助長することにより生体内での生存に有利に作用している．一方，MDP1 を欠損させると結核菌は生存できない，つまり持続感染できないことが示されている．これらの知見を総合すると MDP1 を標的とする結核の根本的な治療の開発も期待される（**図3**）．

5 LTBI の薬物治療（図3）

1 休眠状態の菌に有用な薬剤

現在，われわれが使用している抗結核薬は細菌の分裂時に作用するが，LTBI の治療では代謝活性の低い休眠状態の菌にも有効な，つまり滅菌的作用を有することが重要である．さまざまな薬剤が評価されているが，結局リファンピシン（RFP），リファペンチン（RPT）などのリファマイシン系の薬剤の滅菌効果が高いとされる．一方，多剤耐性結核菌や超多剤耐性菌がまん延している地域では，LTBI の治療にも新規抗結核薬を使用する必要があり，*in vitro*，*in vivo* の系でその検討も進められている．*in vitro* での検討によれば，デラマニド，メトロニダゾール，ATP 産生を阻害するベダキリン等が期待される．しかし，感染し

てもその8〜9割は発病にいたることなく一生経過するので，活動性結核ではなくLTBI治療を想定する場合，必ずしもすべてのLTBIが治療対象になるとは考えにくく，やはり発病リスクの高い，あるいは発病途上にある感染者の選択が重要である．副作用を含めた費用対効果などの総合的解析を要するが，これらの例に殺菌作用の強い薬剤と共に滅菌作用を有する薬剤を併用すれば，より効果が高くなるのか期待される[12, 13]．

2 薬理的作用に影響する要因

一方，代謝活性の低い休眠状態にある菌はさまざまな脂質成分からなる乾酪壊死巣や細胞内に存在するが，薬剤が薬理学的効果を発揮するためには，薬剤が菌に到達する必要がある．薬剤のなかには乾酪壊死巣に豊富な脂質成分に結合し，菌に到達しない可能性が指摘されている．また，薬理学的活性が pH の影響を受けるものがあり，肉芽腫内や乾酪壊死巣の pH によって *in vitro* で得られた活性が組織では反映されないこともある．今後は，酸素分圧，pH，栄養状態等の培養条件を鑑みたより生体に近い *in vivo*，*in vitro* の実験系の確立が重要である[4, 12, 13]．

3 服薬アドヒアランスのモニター

LTBI の治療成績は服薬遵守率と関連しており，治療期間を短縮すればさらに高い服薬率を確保する必要がある．米国での検討によれば3ヵ月のイソニアジド（INH）と RPT による週1回，12回のレジメンは directly observed treatment（DOT）[*] を必須としているが，人件費を考慮しても医療経済的に有利であることが示された．今後は SNS やビデオを活用した服薬支援等，より低コストで DOT あるいは DOT に近い効果を上げられる服薬支援法の開発が期待される[14]．

6 数理モデルの作成と応用

検査に関しては，感染検出検査，発病ハイリスク感染者検出検査，発病者検出検査の感度・特異度，治療に関しては殺菌力や滅菌力等の薬理的作用や pH，酸素分圧等薬理的作用にする因子，疫学的にも検証されている感染や発病のリスク，*in vitro* や *in vivo* の研究成果などを総合的に評価し，画像検査や喀痰検査実施前に，感染者の発病可能性を迅速にスクリーニング評価する数理モデルを開発できれば，結核管理にもたらされる恩恵は大きいと思われる．

7 End TB Strategy

かつて先進国では1980年台初頭にかけて結核発生数が順調に減少して結核の制圧が近いと考えられていたが，結核対策への資源投入の減少，HIV の流行等により結核発生数は再

---

[*]）DOT はアドヒアランスと治療効果を上げるために，患者が薬を口に入れて飲み込むところと，その後口のなかが空であることを目視にて確認する服薬支援法であり，結核に限らない．一方，WHO は DOT を結核の治療に適用するため，directly observed treatment and short course（DOTS）という結核治療への取り組み方を提唱し，略号である DOTS を標語として掲げた．

上昇しその後，減少速度も鈍っている．「End TB Strategy」とは，WHO から 2014 年に発表された 2035 年までに結核のまん延に終止符を打ち流行状態をなくすことを目標とした世界各国が力を合わせて取り組む新たな結核制圧戦略である[15]．

　そのなかでは 2035 年までの数値目標として，「結核による死亡者数の 95％削減」，「発病者数の 90％削減」，加えて「結核の診断治療により家計破綻に陥る患者をなくす」ことが掲げられている．

　結核に感染，発病するリスクは，糖尿病，腎臓病，癌等の慢性疾患や，喫煙，低栄養状態，貧困等の個々の要因のほか，劣悪な住環境や大気汚染等環境状態も挙げられ，さらにこれらの要因が複数に絡み，まん延をもたらす．さらに，移民により人とともに結核も国境を越えて拡がり，多くの先進国では今や結核は輸入感染症として問題になっている．結核制圧には診断，治療等の医学的な介入も重要であるが，それだけでは不十分で，背景にある複雑な要因に対する多面的な介入とともに，ユニバーサルヘルスカバレッジの推進や社会保障の充実なども重要である．この点を鑑み「End TB Strategy」では「統合された患者中心の結核治療（ケア）と予防」，「骨太の政策と支援システム」，「研究と技術革新の強化」の 3 つの方策を柱に，これらを三位一体として包括的なアプローチを推進している．的確に発病リスクの高い結核感染者を診断し，できるだけ効率のよいレジメンを確実に提供し，服薬支援を行いながら治療を完遂させる，LTBI 治療も重要な戦略のひとつである．

■ 文　献

1) World Health Organization：Guideline on the management of latent tuberculosis infection. World Health Organization, Geneva, 2015

2) Pai M et al：Latent *Mycobacterium tuberculosis* infection and interferon-gamma release assays. Microbiol Spectr **4**（5），TBTB2-0023-2016, 2016

3) Auguste P et al：Comparing interferon-gamma release assays with tuberculin skin test for identifying latent tuberculosis infection that progresses to active tuberculosis：sysytematic review and meta-analysis. BMC Infect Dis **17**：200, 2017

4) Dodd CE et al：New concepts in understanding latent tuberculosis. Curr Opin Infect Dis **30**：316-321, 2017

5) Cadena AM et al：Heterogeneity of tuberculosis. Nat Rev Immunol **17**：691-702, 2017

6) Casadevall A：Antibodies to *Mycobacterium tuberculosis*. N Engl J Med **376**：283-285, 2017

7) Lu LL et al：A functional role for antidbodies in tuberculosis. Cell **167**：433-443, 2016

8) Zimmermann N et al：Human isotype-dependent inhibitory antibody responses against *Mycobacterium tuberculosis*. EMBO Mol Med **8**：1325-1339, 2016

9) Pai M et al：Tuberculosis. Nat Rev Dis Primers **2**：1-23, 2017

10) Zak DE et al：A blood RNA signature for tuberculosis disease risk：a prospective cohort study. Lancet **387**：2312-2322, 2016

11) Enany S et al：Mycobacterial DNA-binding protein 1 is critical for long term survival of *Mycobacterium smegmatis* and simultaneously coordinates cellular functions. Sci Rep **7**：6810, 2017

12) Iacobino A et al：Fighting tuberculosis by drugs targeting nonreplicating *Mycobacterium tuberculosis bacilli*. Int J Mycobacteriol **6**：213-221, 2017

13) Haley CA：Treatment of latent tuberculosis infection. Microbiol Spectrum **5** TNMI7-39-2016, 2017

14) Lobue PA et al：Latent tuberculosis infection：the final frontier of tuberculosis elimination in the USA. Lancet Infect Dis **17**：e327-e333, 2017

15) WHO End TB Strategy 〈http://www.who.int/tb/post2015_strategy/en/〉（2018 年 7 月 5 日閲覧）

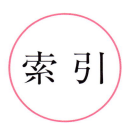

索引

欧文

AIDS（acquired immunodeficiency syndrome） *9*
ATS（American Thoracic Society） *2, 22*

BCG ワクチン *32*
biologics *9, 59*
black box warning *59*

C

CD1 *110*
CD8⁺T リンパ球 *111*
CDC（Centers for Disease Control and Prevention） *2, 22, 82, 88*

DOT（directly observed treatment） *113*
DOTS（directly observed treatment and short course） *113*

E

End TB Strategy *113*

FDA（Food and Drug Administration） *59*
fibrotic lesion *58*

Grade 分類 *34*

HIV（human immunodeficiency virus） *9, 70*

I

IGRA（interferon-gamma release assays） *2, 8, 16, 23, 71, 75, 108*
INH（isoniazid） *22, 42, 55, 60, 75, 82*

L

LAM（lipoarabinomannan） *110*
LTBI（latent tuberculosis infection）
☞潜在性結核感染症

M

MAC症（*M.avium* complex 感染症） *37*
M. kansasii *38*
M. szulgai *38*
MDP1（mycobacterial DNA binding protein 1） *112*

N95 マスク *90*
NAT2 *60*
NPV（negative predictive value） *25*
NTM（nontuberculous mycobacteriosis） *36*

P

PET（positron emission tomography） *109*
PPD（purified protein derivative） *22*
PPV（positive predictive value） *25*

QFT-3G（クォンティフェロン® TB ゴールド） *23*
――, 判定基準 *24*
QFT-Plus（QuantiFERON® TB ゴールドプラス） *23, 111*
――, 判定基準 *24*

RBT（rifabutin） *75*
RFP（rifampicin） *38, 42, 74, 75*

118　索　引

RPT（rifapentine）　72, 112

TDM（trehalose dimycolate）　110
TNF 阻害薬　10, 59
transcriptome analysis　112
T-SPOT　23
　　──，判定基準　24

WHO（World Health Organization）　2, 80

和　文

アスペルギルス症　39, 40
アダリムマブ　59
アルコール　29, 80

移植　9, 74
　　──，臓器　76
　　──，臓器，拒絶　77
　　──，肝　75
　　──，腎　9, 75, 76
胃切除　9
イソニアジド（INH）　22, 42, 55, 60, 75, 82
医療施設内結核感染対策　79
医療従事者　9, 10, 88
陰性的中率　26
インターフェロンγ遊離試験（IGRA）　2, 8, 16, 23, 71, 74, 108
院内感染　89
　　──対策　96
インフォームド・コンセント　75, 77

ウィンドウ期　101

液性免疫　110
エフェクターTリンパ球　108, 111

活動性結核　4, 56
家庭訪問指導　102
肝移植　75
看護職　10
幹細胞移植　9
監視培養　74, 75
肝障害　45
関節リウマチ　64
感染症　96
　　──法　7, 13
感染性期間　14
管理検診　103

気管支拡張症　37
喫煙　9, 10, 80
禁煙指導　49

グランザイム B　111

珪肺　10, 64
血液透析　9
結核
　　──，根絶　5, 8
　　──，再発　103
　　──発病　109
　　──病床　94
　　──病棟　92
　　活動性──　4, 56
　　陳旧性肺──　10, 55
　　肺外──　74
結核医療の基準　102
結核菌　3
　　──，休眠状態　111, 112
結核に関する特定感染症予防指針　5
健康診断　13, 93

抗 TNF レセプター製剤　10
抗ヒト TNF-α モノクローナル抗体製剤　10
公費負担　7, 52, 102
高齢者　65, 96
コッホ現象　33, 34

産褥婦　82

疾患感受性遺伝子　112
集団感染　19, 88
腎移植　9, 75, 76
新採用医療職員　79, 92
腎障害　46
腎不全　9, 65

ステロイド　9, 63

精製ツベルクリン（PPD）　22
生物学的製剤（biologics）　9, 59
積極的疫学調査　14
積極的診断対象者　8

索　引

接触者健診　*13*
線維結節陰影　*9, 55*
潜在性結核感染症（LTBI）
　——，HIV　*9, 70*
　——，集団感染　*19, 88*
　——，小児　*31, 83*
　——，成人　*22*
　——，乳児　*84*
　——，妊婦　*82*
　——，発生届　*101*
　——，保健所　*13, 50, 96, 100*

臓器移植　*9*

治療レジメン　*43*
陳旧性肺結核　*10, 55*
陳旧性病変　*10*

ツベルクリン反応検査（ツ反）　*2, 16, 31, 108*

定期健康診断　*93*
低体重　*9, 10, 79*
デラマニド　*112*

透析　*9, 65*
透析施設における標準的な透析操作と感染予防に関するガイドライン　*67*
糖尿病　*9, 78*
登録管理　*102*
ドナー　*77*

日本版21世紀型DOTS戦略（日本版DOTS）　*5, 49*

肺外結核　*75*
肺結核後遺症　*39*
肺非結核性抗酸菌症（NTM）　*36*

副作用　*76*
副腎皮質ステロイド　*9, 63*
服薬支援　*49*
服薬（DOTS）手帳　*52*
プレドニゾロン　*63*

米国胸部疾患学会（ATS）　*2, 22*
米国疾病予防局（CDC）　*2, 22, 82, 88*
米国食品医薬品局（FDA）　*59*
ベダキリン　*112*

保菌者　*101*
保健所　*13, 50, 96, 100*

末梢神経障害　*45*
慢性腎不全　*9, 65*

無症状病原体保有者　*7, 17, 100*

メトロニダゾール　*112*
免疫グロブリン　*110*
免疫抑制薬　*9, 63, 75*

陽性的中率　*26*

リスクアセスメント　*52*
リファブチン（RBT）　*75*
リファペンチン（RPT）　*72, 112*
リファマイシン　*75*
リファンピシン（RFP）　*38, 42, 74, 75*

レシピエント　*74*

潜在性結核感染症 LTBI 診療ハンドブック

2018 年 9 月 30 日 発行	編集者 阿彦忠之，加藤誠也，猪狩英俊
	発行者 小立鉦彦
	発行所 株式会社 南 江 堂

〒113-8410 東京都文京区本郷三丁目 42 番 6 号
☎(出版)03-3811-7236（営業)03-3811-7239
ホームページ http://www.nankodo.co.jp/

印刷・製本 壮光舎印刷
装丁 坂田佐武郎(Neki inc.)

Evidence-based Clinical Practice Handbook for Latent Tuberculosis Infection
ⓒ Nankodo Co., Ltd., 2018

定価は表紙に表示してあります．　　　　　　　　　　　Printed and Bound in Japan
落丁・乱丁の場合はお取り替えいたします．　　　　　　ISBN978-4-524-23759-3
ご意見・お問い合わせはホームページまでお寄せください．

本書の無断複写を禁じます．
JCOPY〈（社）出版者著作権管理機構 委託出版物〉

本書の無断複写は著作権法上での例外を除き禁じられています．複写される場合は，そのつど事前に，
（社）出版者著作権管理機構（電話 03-3513-6969，FAX 03-3513-6979，e-mail: info@jcopy.or.jp）の
許諾を得てください．

本書をスキャン，デジタルデータ化するなどの複製を無許諾で行う行為は，著作権法上での限られた例外
（「私的使用のための複製」など）を除き禁じられています．大学，病院，企業などにおいて，内部的に業
務上使用する目的で上記の行為を行うことは私的使用には該当せず違法です．また私的使用のためであっ
ても，代行業者等の第三者に依頼して上記の行為を行うことは違法です．

〈関連図書のご案内〉　　　　　　　＊詳細は弊社ホームページをご覧下さい《www.nankodo.co.jp》

結核診療ガイド
日本結核病学会　編　　　　　　　　　　　　B5判・154頁　定価(本体3,000円＋税)　2018.6.

抗酸菌検査ガイド2016
日本結核病学会 抗酸菌検査法検討委員会　編　　　A4判・122頁　定価(本体3,200円＋税)　2016.4.

実地医家のための 結核診療の手引き
日本結核病学会　編　　　　　　　　　　　　A5判・120頁　定価(本体2,000円＋税)　2016.6.

結核・非結核性抗酸菌症診療Q&A
日本結核病学会　編　　　　　　　　　　　　A5判・166頁　定価(本体2,600円＋税)　2014.5.

結核Up to Date(CD-ROM付) 結核症＋非結核性抗酸菌症＋肺アスペルギルス症(改訂第3版)
四元秀毅・倉島篤行　編　　　　　　　　　　B5判・310頁　定価(本体9,200円＋税)　2010.6.

肺MAC症診療Up to Date 非結核性抗酸菌症のすべて
倉島篤行・小川賢二　編　　　　　　　　　　B5判・272頁　定価(本体6,800円＋税)　2013.7.

呼吸器科医のための サルコイドーシス診療ガイド
杉山幸比古　監修　　　　　　　　　　　　　B5判・310頁　定価(本体9,500円＋税)　2016.11.

新 呼吸器専門医テキスト オンラインアクセス権付
日本呼吸器学会　編　　　　　　　　　　　　B5判・614頁　定価(本体14,000円＋税)　2015.4.

難治性びまん性肺疾患 診療の手引き
日本呼吸器学会　監修　　　　　　　　　　　A4変型判・112頁　定価(本体2,800円＋税)　2017.10.

間質性肺炎合併肺癌に関するステートメント
日本呼吸器学会腫瘍学術部会・びまん性肺疾患学術部会　編　　A4変型判・126頁　定価(本体3,000円＋税)　2017.10.

特発性肺線維症の治療ガイドライン2017
日本呼吸器学会　監修　　　　　　　　　　　A4変型判・92頁　定価(本体2,800円＋税)　2017.2.

特発性間質性肺炎 診断と治療の手引き(改訂第3版)
日本呼吸器学会 びまん性肺疾患 診断・治療ガイドライン作成委員会　編　　A4変型判・166頁　定価(本体3,800円＋税)　2016.11.

間質性肺疾患診療マニュアル(改訂第2版)
久保惠嗣・藤田次郎　編　　　　　　　　　　B5判・420頁　定価(本体9,500円＋税)　2014.5.

呼吸器内科実践NAVI "近中"の極意
林 清二　監修　　　　　　　　　　　　　　B6変型判・404頁　定価(本体4,500円＋税)　2018.5.

検査ができない!?専門医がいない!? 現場で役立つ呼吸器診療レシピ
長尾大志　著　　　　　　　　　　　　　　　A5判・216頁　定価(本体3,500円＋税)　2018.3.

プライマリ・ケアの現場でもう困らない! 止まらない"せき"の診かた
田中裕士　著　　　　　　　　　　　　　　　A5判・180頁　定価(本体3,000円＋税)　2016.9.

むかしの頭で診ていませんか? 呼吸器診療をスッキリまとめました
滝澤 始　編　　　　　　　　　　　　　　　A5判・230頁　定価(本体3,800円＋税)　2017.11.

～臨床・画像・病理を通して理解できる!～ 呼吸器疾患：Clinical-Radiological-Pathologicalアプローチ
藤田次郎・大朏祐治　編　　　　　　　　　　B5判・280頁　定価(本体10,000円＋税)　2017.4.

呼吸器疾患最新の治療2016-2018 オンラインアクセス権付
杉山幸比古・門田淳一・弦間昭彦　編　　　　B5判・494頁　定価(本体10,000円＋税)　2016.3.

感染症最新の治療2016-2018 オンラインアクセス権付
藤田次郎・竹末芳生・舘田一博　編　　　　　B5判・364頁　定価(本体9,000円＋税)　2016.4.

臨床雑誌内科2018年5月号 特集：咳、痰のみかた
B5判・200頁　定価(本体2,600円＋税)　2018.5.

定価は消費税率の変更によって変動いたします. 消費税は別途加算されます.